U0295318

Clinical Handbook of
Rehabilitation Assessment and Measurement

康复评定
临床实用手册

主审　褚立希　郑洁皎
主编　郭　琪　金　凤

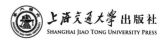

上海交通大学出版社
SHANGHAI JIAO TONG UNIVERSITY PRESS

内容提要

　　本书通过系统归纳和梳理康复评定的检查和评估方法,结合图表,用实用手册的形式详细展示出来,注重将实用性和最新进展有机地结合,是一本较为系统化、图片化展示康复评定方法的工具书。

　　本书适合康复医生、康复治疗师和康复治疗专业学生学习参考,也可为患者、患者家属、护理人员以及健康老年人了解相关知识提供参考。

图书在版编目(CIP)数据

　　康复评定临床实用手册/郭琪,金凤主编.—上海:
上海交通大学出版社,2022.2
　　ISBN 978-7-313-26143-4

　　Ⅰ.①康…　Ⅱ.①郭…②金…　Ⅲ.①康复评定—手
册　Ⅳ.①R49-62

　　中国版本图书馆 CIP 数据核字(2021)第 262992 号

康复评定临床实用手册
KANGFU PINGDING LINCHUANG SHIYONG SHOUCE

主　　编:郭　琪　金　凤		
出版发行:上海交通大学出版社	地　　址:上海市番禺路 951 号	
邮政编码:200030	电　　话:021-64071208	
印　　制:上海新艺印刷有限公司	经　　销:全国新华书店	
开　　本:710mm×1000mm　1/16	印　　张:9.25	
字　　数:145 千字		
版　　次:2022 年 2 月第 1 版	印　　次:2022 年 2 月第 1 次印刷	
书　　号:ISBN 978-7-313-26143-4		
定　　价:48.00 元		

编　委　会

主　审　褚立希　郑洁皎

主　编　郭　琪　上海健康医学院

　　　　　金　凤　上海健康医学院

副主编　梁贞文　上海健康医学院

　　　　　王丽岩　上海健康医学院

　　　　　蔡　明　上海健康医学院

　　　　　梁雷超　上海健康医学院

编　者　杨若愚　上海健康医学院

　　　　　韩佩佩　上海健康医学院

　　　　　于　幸　上海健康医学院

　　　　　刘悦文　上海健康医学院

　　　　　陈　强　上海市虹口区江湾医院

　　　　　解范迪　上海市虹口区江湾医院

　　　　　罗振东　上海市虹口区江湾医院

　　　　　王红兵　上海市第四康复医院

　　　　　陈武雄　上海赫尔森康复医院

　　　　　宋培玉　上海市虹口区江湾医院

　　　　　张　慧　上海市虹口区江湾医院

　　　　　王　凤　上海健康医学院

　　　　　马微波　上海健康医学院

　　　　　王静茹　上海健康医学院

　　　　　陈小雨　上海健康医学院

　　　　　张凌云　上海市虹口区江湾医院

　　　　　李俊学　上海赫尔森康复医院

王　方　上海健康医学院
金毅仁　上海健康医学院
张媛媛　上海健康医学院
施天怡　上海健康医学院

序

当前我国康复医学正以前所未有的速度高速发展,其临床治疗、科学研究、人才培养等无论是规模还是质量,均得到了极大的提升。与之相适应的是,有关康复医学的优秀教材、高水平著作以及基础和应用研究论文也大量涌现,无疑对指导和推动康复临床工作的不断深入发挥了重要作用。

从临床工作的实际需求角度看,一部系统、准确、规范、图文表结合且易懂好用的工具书,对临床工作的开展,往往具有更实际、更便捷的指导价值。对临床工作者,尤其是初入临床的年轻医者和学生来说,其指导和帮助作用可能更为直接和有效,它是对很多重要学术参考书不可或缺的补充。本次由上海健康医学院康复学院院长郭琪教授领衔团队所撰写的《康复评定临床实用手册》就是这样的一部工具书。

上海健康医学院是上海市一所新建的本科院校,其中的康复学院虽创建不久,但在院长郭琪教授的带领下,以博士为骨干的师资团队,在教学、科研、临床工作中不断追求卓越,本次出版的《康复评定临床实用手册》即是他们近期诸多成果中的一个。本书在系统地归纳康复评定的各项评估和检查方法的基础上,参考了大量国内外权威著作和教材,参照了世界物理治疗联盟等重要国际学术组织的权威知识资源,针对我国康复临床工作的特点,在全面介绍评定方法的同时,有创意地融入了临床主要疾病的基础知识、临床护理分级以及临床风险管理等内容,使康复评定与临床的结合度更高,与康复干预的整体流程更契合,使评定方法和临床思维更贯穿融合,很好地体现了临床工具手册的特点,非常便于读者阅读和使用。

我们相信,《康复评定临床实用手册》的问世,一定会对康复临床工作的开展和康复临床人才的培养产生重要的指导作用,同时对康复临床工具书的撰写也是一个极有价值的借鉴。

褚立希

前　言

康复医学诞生于 20 世纪 40 年代的美国,80 年代进入我国。经过 40 余年的发展,我国逐步形成了一套成熟的康复知识体系,康复科在各级别医疗机构中均已占有一席之地。

在康复临床工作中,康复评定是康复医学重要的组成部分。因此,本书的编写参考了大量国内外的权威著作和教材,并参照世界物理治疗联盟(World Confederation for Physical Therapy,WCPT)、美国物理治疗学会、东京医科大学等重要组织和机构的权威知识资源,从康复评定的角度出发,按照手册的形式,对康复评定的相关知识和理论进行了梳理。本书的基本内容包括:康复评定涉及的重要临床指标、人体形态评定、神经系统反射评定、意识障碍分类、知觉评定方法、疼痛检查方法、认知功能检查方法、关节活动度检查方法、肌张力评定、肌力评定、平衡功能评定、步态分析方法、粗大运动功能分级系统介绍、摄食及吞咽评定、日常生活能力评定、主要疾病的相关基础知识、临床护理分级及临床风险管理。本书与临床结合度高,患者就医的整个流程贯穿本书的知识点,使读者对康复评定的整套流程有了更加形象的认识,编者在编写相关内容时力求严谨、准确,以求便于读者阅读和使用。

本书的各位编者在编写过程中付出了辛勤的劳动,在此,我谨代表编委会对他们表达衷心的感谢。由于编者自身知识水平有限,本书难免存在不足和缺点,敬请各位读者提出宝贵的意见,以便再版时完善。

郭　琪

目　录

第一章 康复涉及的重要临床指标

一、血压、脉搏、呼吸

1. 血压

血压（blood pressure，BP），通常指体循环动脉血压，是重要的生命体征指标之一。

1）血压标准

正常：舒张期血压 60～84 mmHg 和收缩期血压 90～129 mmHg。

正常高值：舒张期血压 85～89 mmHg 和（或）收缩期血压 130～139 mmHg。

高血压：舒张期血压≥90 mmHg 和（或）收缩期血压≥140 mmHg。

1 级高血压：舒张期血压 90～99 mmHg 和（或）收缩期血压 140～159 mmHg。

2 级高血压：舒张期血压≥100 mmHg 和（或）收缩期血压≥160 mmHg。

（《国际高血压学会 2020 国际高血压实践指南》）

2）血压变动的临床意义

（1）高血压：高血压是动脉粥样硬化和冠状动脉粥样硬化性心脏病的重要危险因素，也是心力衰竭的重要原因之一。

（2）低血压：急性的持续低血压状态多见于休克、心肌梗死等严重疾病。

（3）双侧上肢血压差别显著：双侧上肢血压差超过 5 mmHg 可见于多

发性大动脉炎和先天性动脉畸形等。

（4）上下肢血压差异常：下肢血压低于上肢应考虑主动脉缩窄等。

（5）脉压改变：脉压明显增大可考虑甲状腺功能亢进、主动脉瓣关闭不全和动脉硬化等；脉压减小可考虑主动脉瓣狭窄、心包积液等。

3）测量方法

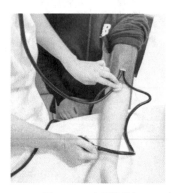

图1-1 血压测量

血压测量工具一般包括台式水银血压计、电子血压计、动态血压监测等（图1-1）。

（1）台式水银血压计：将袖带缠绕上臂并且充气到估测收缩压值上20～30 mmHg，将肱动脉血流阻断，逐渐缓慢放气时血液重新流过肱动脉，这时在袖带下方肱动脉之上的听诊器即可闻及声音（也称为柯氏音）。袖带压力下降时听到的第一次清晰敲击声对应血压为收缩期血压；声音突然变小，短促而低沉且即将消失时对应血压为舒张期血压。

（2）电子血压计：佩戴袖带前，向受测者说明测压的注意事项。自动测量血压时，佩戴袖带的上臂要尽量保持静止状态，如果发生袖带位置明显移动或松脱，则应及时纠正。

4）注意事项

血压测量最常采用坐位或卧位，有时需加测站立位时的血压。不同体位测量的血压值可不同。袖带应紧贴皮肤缚在受测者的上臂，袖带的下缘应在肘弯上2.0～2.5 cm。听诊器应当平坦紧贴放置，不能过分用力压，否则会导致动脉变形，产生杂音。

2. 脉搏

脉搏（pulse）是指动脉搏动，可通过触摸浅表动脉（一般为桡动脉）来确定血液从主动脉输送到末梢动脉时产生的波动。一般来说，心率和脉率是一致的。

1）脉搏标准

新生儿：120～150次/min

幼儿：120～140次/min

儿童：85～90次/min

成人：60～80 次/min

老人：60～70 次/min

2）临床意义

（1）通常脉率和心率是一致的,某些生理、病理情况或药物因素会使脉搏增快或减慢。心房颤动或期前收缩时可使脉率小于心率。

（2）脉搏的强弱与心输出量、脉压和外周血管阻力相关。脉搏增强且振幅大见于高热、甲状腺功能亢进和主动脉关闭不全等;脉搏减弱且振幅小见于心力衰竭、主动脉狭窄和休克等。

3）测量方法

一般用示指、中指、环指 3 指触摸腕关节附近的桡动脉。

4）注意事项

受试者不存在心率不齐时,可通过测定 15 秒脉搏数乘以 4 得到 1 分钟脉搏数,受试者存在心率不齐时,需测定 1 分钟脉搏数。

3. 呼吸

呼吸(breath)是指机体与外界环境之间进行气体交换的过程。

1）临床意义

（1）呼吸过速：呼吸频率超过 20 次/min,见于疼痛、发热、贫血及心力衰竭等。

（2）呼吸过缓：呼吸频率低于 12 次/min,见于颅内压增高、麻醉剂过量等。

2）听诊方法及要点

（1）听诊方法

前胸、背部听诊点分别如图 1-2、图 1-3 所示。

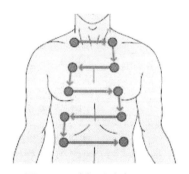 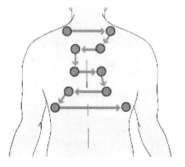

图 1-2 肺部听诊点（正面）　　图 1-3 肺部听诊点（背面）

（2）听诊时的要点(图1-4)

① 由上而下，比较左右两侧的声音。

② 从吸气开始观察到呼气结束。

③ 在呼气结束时再移动听诊器。

④ 尽量进行深呼吸时的听诊，最少也要听每处1～2次的深呼吸。

⑤ 听音时听诊器体件一定要贴紧皮肤。

⑥ 务必把听诊工具捂热后再接触患者的皮肤。

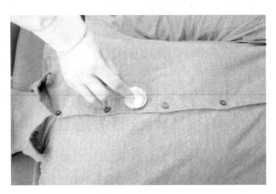

图1-4 听诊

二、生化指标检查

1. 一般血液检查项目(表1-1)

注意：由于测定方法和测量机器的不同，检查值常因不同医疗机构而略有不同，有时单位和正常值也有不同。

表1-1 生化指标检查

各血细胞成分	红细胞计数(red blood cell, RBC)	男：$4.0 \times 10^{12} \sim 5.5 \times 10^{12}$ /L	增加：红细胞增多症、心脏疾病、肺疾病、脱水等
		女：$3.5 \times 10^{12} \sim 5.0 \times 10^{12}$ /L	
	血红蛋白(hemoglobin, Hb)	男：120～160 g/L	减少：缺铁性贫血、再生障碍性贫血、出血等
		女：110～150 g/L	
	红细胞比容(hematocrit, Hct)	男：40%～55%	增加：血液浓缩(脱水、腹泻、发汗、烧伤等)
		女：30%～45%	减少：贫血

（续表）

	白细胞计数（white blood cell，WBC）	$4.0 \times 10^9 \sim 10.0 \times 10^9$ /L	增加：感染、白血病等 减少：骨髓抑制（抗肿瘤药、放射线）
	血小板	$100 \times 10^9 \sim 300 \times 10^9$ /L	减少：紫癜、弥散性血管内凝血、抗肿瘤药、放射线等
肝脏功能	谷草转氨酶（glutamic oxaloacetic transaminase，GOT）	$8 \sim 40$ U/L	增加：肝损伤、心肌梗死等
	谷丙转氨酶（glutamic pyruvic transaminase，GPT）	$5 \sim 35$ U/L	增加：肝损伤等
	γ-谷氨酰转肽酶（γ-glutamyl transferase，γ-GTP）	$0 \sim 60$ U/L	增加：酒精性肝炎、肝硬化、梗阻性黄疸等
肾脏功能	血尿素氮（blood urea nitrogen，BUN）	$2.5 \sim 6.4$ mmol/L	增加：肾功能不全、消化道出血、脱水等
	肌酐（creatinine，Cr）	男：$53 \sim 106$ μmol/L	增加：肾功能不全等
		女：$44 \sim 97$ μmol/L	
电解质	Na^+	$135 \sim 150$ mmol/L	增加：脱水等 减少：内分泌异常等
	K^+	$3.5 \sim 5.5$ mmol/L	增加：肾功能不全等 减少：利尿剂等
	Cl^-	$96 \sim 107$ mmol/L	仅此一项改变无临床意义
炎症反应	C反应蛋白（C reactive protein，CRP）	3 mg/L 以下	增加：感染、心肌梗死等
营养状态	血清总蛋白	$60 \sim 80$ g/L	增加：脱水等 减少：营养不良、消耗性疾病等
	白蛋白	$35 \sim 55$ g/L	减少：营养不良等
尿酸	尿酸	男：$150 \sim 416$ μmol/L	增加：痛风等
		女：$89 \sim 357$ μmol/L	

（续表）

空腹血糖	空腹血糖	3.9～6.1 mmol/L	增加：糖尿病等
尿常规	尿蛋白	阴性	阳性：肾病、肾炎等
	尿糖	阴性	阳性：糖尿病等
	尿潜血	阴性	阳性：尿路结石、肾炎等
尿沉渣镜检	尿白细胞	男：0～2 个/HPF	阳性：尿路感染等
		女：0～5 个/HPF	
	尿红细胞	0～3 个/HPF	阳性：尿路结石、肾炎等
	细菌	阴性	阳性：尿路感染等

2. 动脉血气的标准值

在海平面条件下吸入室内空气时，动脉血气的标准值如表 1-2 所示。

表 1-2　动脉血气标准值

pH 值	7.35～7.45
动脉血二氧化碳分压（arterial partial pressure of carbon dioxide，$PaCO_2$）	35～45 mmHg
动脉血氧分压（arterial partial pressure of oxygen，PaO_2）	80～100 mmHg（取决于年龄）
动脉血氧饱和度（arterial oxygen saturation，SaO_2）	95%～98%
碳酸氢盐（bicarbonate，HCO_3^-）	22～27 mmol/L
碱剩余（base excess，BE）	－3～3 mmol/L

三、影像学检查

1. X 线成像

1）颈椎

（1）颈椎正面像（图 1-5）

观察椎体的横突、棘突、钩状突起和钩椎关节（Luschka 关节）。

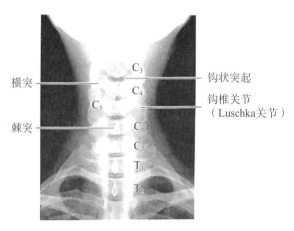

图 1-5 颈椎（正面）

（2）颈椎侧面像（图 1-6）

观察椎体的横突、上关节突、椎间隙、枕骨、环椎后弓、轴棘突起、C_3 棘突、下关节突起、椎间关节和椎弓板。

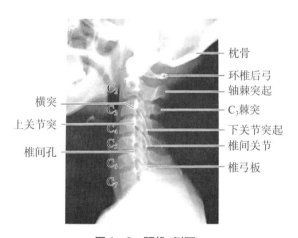

图 1-6 颈椎（侧面）

观察颈部软组织阴影图像、椎体形状、棘突和椎间隙。

2）肩关节

（1）肩关节（前后像）（图 1-7）

观察锁骨、关节上结节、喙突、关节窝、关节下结节、肩胛棘、肩峰、肱骨头、解剖颈、大结节、结节间沟、小结节和外科颈。

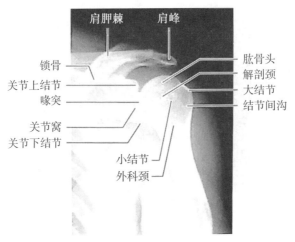

图 1-7 肩关节（前后像）

（2）肩关节（轴位像）（图 1-8）

观察肩胛骨上角、锁骨、喙突、小结节、肱骨、肩锁关节、肩峰、肱骨头、关节窝、肩胛骨体、肩胛关节和肩胛骨下角。

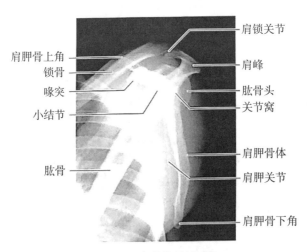

图 1-8 肩关节（轴位像）

检查肩胛关节、肱骨头、肩峰、喙突，确认肩胛骨体部的位置关系等。

3）骨盆

骨盆前后像、髋关节前后像（图 1-9）：检查骨盆左右差异、臀部左右差异、颈体角、骨小梁密度、骨头形状、髋臼形状，以及量化指数如 CE 角、Sharp

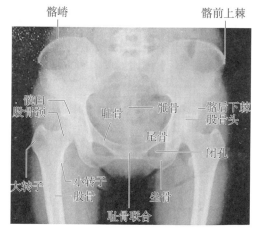

髂嵴　　　　　　　　　髂前上棘

髋臼
股骨颈　　　耻骨　　骶骨　髂后下棘
　　　　　　　　　　　　　　股骨头
　　　　　　　　　尾骨
　　　　　　　　　　　　闭孔

大转子　　小转子
　　　　股骨　　　　　坐骨
　　　　　　耻骨联合

图 1-9　骨盆（前后像）

角。检查小转子的左右差异（下肢长度差异），以及闭孔的形状（骨盆的前后倾斜）。

CE 角：股骨头中心点的垂线与髋臼外侧边缘的夹角（图 1-10）。

Sharp 角：髋臼外缘和泪滴下缘之间的连线与骨盆水平线之间的夹角（图 1-11）。

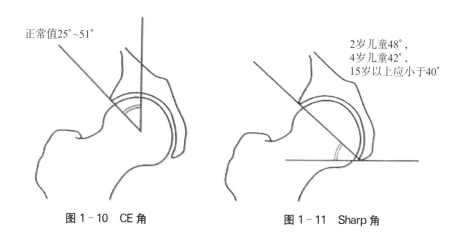

正常值25°~51°

2岁儿童48°，
4岁儿童42°，
15岁以上应小于40°

图 1-10　CE 角　　　　　　　　图 1-11　Sharp 角

4）膝关节

（1）膝关节前后像（图 1-12）

观察股骨外侧髁、胫骨外侧髁、腓骨头、腓骨、胫骨、胫骨平台、髌骨、髌骨尖端、股骨内侧髁、髁间隆起、胫骨内侧髁和胫骨粗隆。

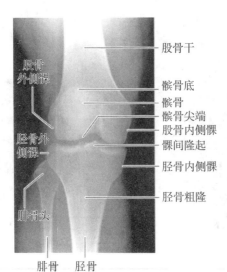

股骨干

股骨外侧髁

髌骨底

髌骨

髌骨尖端

股骨内侧髁

髁间隆起

胫骨外侧髁

胫骨内侧髁

胫骨粗隆

腓骨头

腓骨　胫骨

图 1-12　膝关节（前后像）

（2）膝关节侧面像（图 1-13）

观察股骨、股骨髁、髌骨底、髌骨、髌骨尖端、胫骨内侧髁、胫骨粗隆、胫骨、髁间隆起、腓骨头和腓骨。

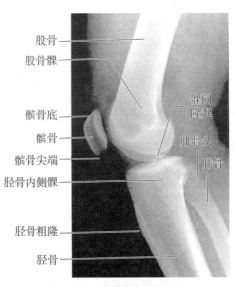

股骨

股骨髁

髁间隆起

髌骨底

髌骨

腓骨头

髌骨尖端

腓骨

胫骨内侧髁

胫骨粗隆

胫骨

图 1-13　膝关节（侧面像）

检查股骨、腓骨、胫骨和髌骨的位置关系。股骨髁和胫骨髁的宽度几乎相同。股骨的长轴和小腿的长轴的外翻角（femoral tibial angle，FTA）为

$165^{\circ}\sim175^{\circ}$。

5）足关节

（1）足关节（前后像）（图1-14）

观察胫骨、腓骨、内踝、胫骨后方外侧缘、胫骨前方外侧缘和外踝。

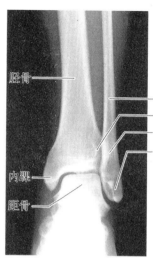

图1-14　足关节（前后像）

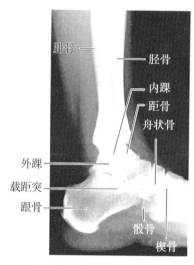

图1-15　足关节（侧面像）

（2）足关节（侧面像）（图1-15）

观察腓骨、胫骨、内踝、距骨、舟状骨、外踝、跟骨和载距突。

6）胸部、肺野分区

（1）胸部X线图像

胸部X线的影像学征象如表1-3所示。

表1-3　胸部X线的影像学征象

评估项目	症　　状
骨	骨折，钙化，骨浸润，胸廓变形，肋间隙扩大和变窄
上纵隔	气道移位，支气管移位、狭窄
心脏	心脏阴影的形状，下行动脉是否可见，是否可以追踪心脏边缘，中央阴影是否有透明度
肺野	透过性的程度和范围，有无异常影，有无气胸
胸腔	有无胸腔积液的存在，有无气胸、皮下气肿的存在

（2）正常（正面）（图 1‑16）

观察锁骨、肩胛骨、肋骨和心脏。

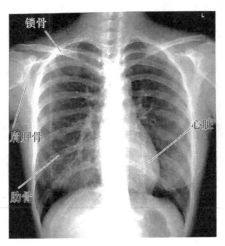

图 1‑16　正常胸部 X 线平片

（3）胸部解剖图（图 1‑17）

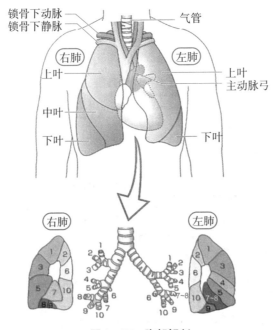

图 1‑17　胸部解剖

① 右肺

- 上叶：1—尖段，2—后段，3—前段；
- 中叶：4—外段，5—内段；
- 下叶：6—背段，7—内基底段，8—前基底段，9—外基底段，10—后基底段。

② 左肺

- 上叶：1＋2—尖后段，3—前段，4—舌叶上段，5—舌叶下段；
- 下叶：6—背段，7＋8—前内基底段，9—外基底段，10—后基底段。

四、脑血流分布及功能区域

1. 大脑的动脉分布

1）冠状面（图1－18）

观察脉络膜前动脉、晶状体核纹状动脉、大脑中动脉和大脑后动脉。

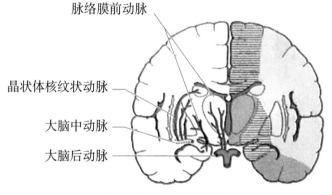

脉络膜前动脉

晶状体核纹状动脉

大脑中动脉

大脑后动脉

图1－18　大脑（冠状面）

2）水平面（图1－19）

观察大脑前动脉、大脑中动脉、大脑后动脉和脉络膜前动脉供血区域。

2. 大脑皮质功能分布

1）外侧面（图1－20）

观察运动性语言中枢（Broca 区）、运动中枢、中央沟、躯体感觉中枢、感

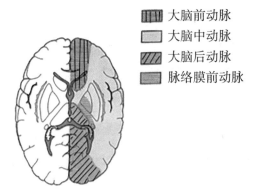

大脑前动脉
大脑中动脉
大脑后动脉
脉络膜前动脉

图 1 - 19　大脑（水平面）

觉语言区（Wernicke 区）、听觉中枢和嗅觉中枢。

2）内侧面（图 1 - 21）

观察运动中枢、中央沟、躯体感觉中枢、视觉中枢和嗅觉中枢。

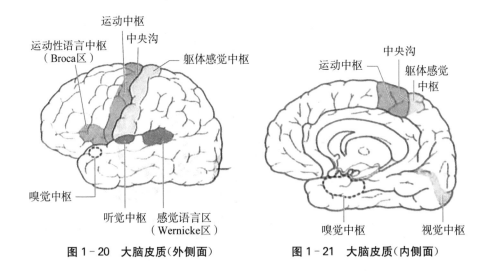

运动中枢
中央沟
运动性语言中枢
（Broca区）
躯体感觉中枢
嗅觉中枢
听觉中枢　感觉语言区
（Wernicke区）

图 1 - 20　大脑皮质（外侧面）

中央沟
运动中枢
躯体感觉
中枢
嗅觉中枢　　　视觉中枢

图 1 - 21　大脑皮质（内侧面）

3. 脑梗死的部位特异性症状

不同部位脑梗死的特异性症状如表 1 - 4 所示。

表 1-4　不同部位脑梗死特异性症状

血管		运动	感觉	视觉	语言	CT 图
大脑中动脉	完全	完全瘫痪,面部—上肢—下肢	感觉损伤	同侧偏盲	完全失语	
	上部	面部—上肢＞下肢	上肢＞下肢		运动性失语(后位)	
	下部	不完全瘫痪		同侧偏盲或半盲	感觉性失语(后位)	
大脑前动脉		不完全瘫痪(下肢＞上肢)	下肢轻度感觉下降		皮质失语	
大脑后动脉		不完全瘫痪	感觉损伤	同侧偏盲或同侧上部偏盲		
椎基底动脉		交叉性瘫痪,Millard-Gubler 综合征,Wallenberg 综合征,Weber 综合征	分离性感觉障碍		构音障碍(球麻痹)	

五、心电图

1. 心脏解剖(图 1-22)

观察左颈外动脉、左颈内静脉、右锁骨下动脉、左锁骨下动脉、右锁骨下静脉、动脉韧带、上腔静脉、主动脉弓、右肺动脉、左肺动脉、右心耳、左心耳、右肺静脉、左肺静脉、右心房、冠状动脉、右心室、左心室、下腔静脉和心尖部。

2. 主动脉解剖(图 1-23)

观察颈内动脉、颞浅动脉、椎动脉、面动脉、锁骨下动脉、颈外动脉、腋动

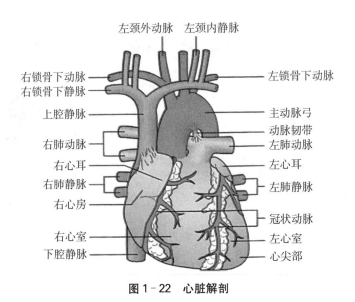

图 1－22　心脏解剖

脉、颈总动脉、肱动脉、主动脉弓、胫前动脉、心脏、胫后动脉、桡动脉、足背动
脉、尺动脉、足底动脉、股动脉、腘动脉。

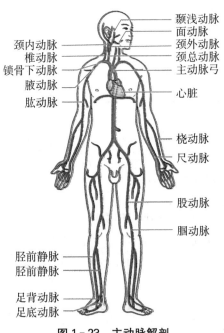

图 1－23　主动脉解剖

3. 心电图

心脏传导系统由窦房结、结间束、房室结、希氏束、左束支、右束支和浦肯野纤维构成(图 1 - 24)。

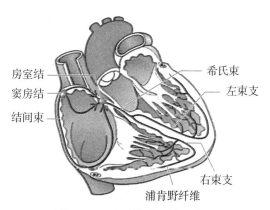

图 1 - 24　心脏传导系统示意图

1）心率测量（次/min）

测量心率时，只需测量一个 RR(或 PP)间期的秒数，然后被 60 除即可求出(图 1 - 25)。

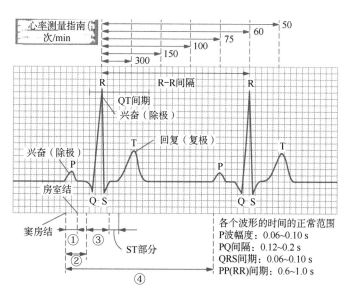

图 1 - 25　心率测量及心电图测量

①P 波幅度；②PQ 间隔；③QRS 间期；④PP(RR)间期

2）基本波形指南

心电图波形特点和正常值如表 1－5 所示。

表 1－5　心电图各波段及正常值

波形名称	正常波形范围
P 波（显示心房肌肉兴奋过程）	正常宽度小于 2.3 mm，高度小于 2.5 mm，一般宽度为 1.5～2.0 mm
QRS 波（显示心室肌肉兴奋性）	宽度为 1.5～2.0 mm，高度小于 25 mm，宽度为 2.5 mm 或更大为心室传导障碍
T 波（显示从心室恢复的过程）	通常方向与 QRS 波主波的方向一致胸部导联的高度为 10 mm 或更小，肢体导联的高度为 5 mm 或更小，不低于同导联 R 波高度的 1/10

六、物理治疗评估—呼吸功能

1. 肺功能

1）肺活量测定（图 1－26）

肺活量测定所用到的指标有：肺总量（total lung capacity，TLC）、肺活量（vital capacity，VC）、深吸气量（inspiratory capacity，IC）、功能残气量（functional residual capacity，FRC）、补吸气量（inspiratory reserve volume，

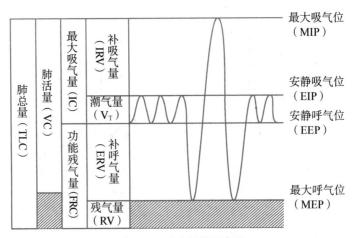

图 1－26　肺容量常用参数

IRV）、潮气量（tidal volume，V_T）、补呼气量（expiratory reserve volume，ERV）、残气量（residual volume，RV）、最大吸气位（maximal inspiratory position，MIP）、安静吸气位（end-inspiratory position，EIP）、安静呼气位（end-expiratory position，EEP）、最大呼气位（maximal expiratory position，MEP）。

在吸气肺活量测定中，不能获得残气量，因此不能测量功能残气量和肺总量。

2）Hugh-Jones 分级

临床上常用 Hugh-Jones 分级来判断呼吸困难的严重程度（表 1-6）。

表 1-6 Hugh-Jones 分级

Ⅰ	可以与同龄的健康人进行同样的活动量，步行上下楼梯也和正常人一样
Ⅱ	几乎可以与同龄的健康人进行同样的活动量，但是不能和正常人一样进行坡道、楼梯上的活动
Ⅲ	在平地中也不能像正常人一样行走，但可以以自己的速度走 1 英里（1.6 km）以上
Ⅳ	不休息连 50 码（45.7 m）都走不了
Ⅴ	说话、换衣服都感觉气短，因为气短而不能出门

3）改良英国医学研究委员会呼吸困难量表（modified Medical Research Council，mMRC）评分

临床上常用 mMRC 评分对患者的肺功能进行评估（表 1-7）。

表 1-7 mMRC 评分

0 级	感觉不到气短
1 级	剧烈活动会感到喘不过气来
2 级	在平地上快走或在平缓的山坡上行走时会感到喘不过气来
3 级	即使是平地步行也比同龄人走路慢，或者即使自己平地行走也由于换气而需要休息
4 级	步行约 100 码（91.4 m）后就由于换气而需要休息，或经过几分钟的平地步行后休息
5 级	气短，不能外出；脱衣服这样强度的活动也会喘不过气来

2. 呼吸机治疗

表 1-8 为呼吸机治疗模式。

表 1－8　呼吸机治疗模式

① 同步间歇指令通气（synchronized intermittent mandatory ventilation，SIMV）	这是一种与自发性呼吸相对应的方法，自发呼吸比设定的换气次数少时，根据设定的次数强制换气
② 压力支持通气（pressure support ventilation，PSV）	一种在自主呼吸的同时，用较低的压力帮助呼吸更容易进行的方法
③ 持续正压通气（continuous positive airway pressure，CPAP）	是呼吸急促和吸气时，全呼吸通气都有恒定压力的状态
④ 高频通气（high frequency ventilation，HFV）	换气次数是生理呼吸次数的 4 倍以上，潮气量近于或少于解剖无效腔量的机械通气方式
⑤ 指令分钟通气（mandatory minute ventilation，MMV）	患者自己的每分钟换气量在一定程度以下的情况下开始进行强制换气

1）脱机指征（表 1－9）

表 1－9　脱机指征

临床迹象表明可采取更好的方法
一般情况稳定
获得患者配合
足够的肺部氧合： FiO_2，40% 以下；PEEP，8 cmH$_2$O 以下；PaO_2，80 mmHg 以上
有足够的通气能力： 潮气量，5 mL/kg 以上（250 mL，50 kg）； 分钟通气量，10 L/min 以下； 呼吸频率，35 次/min 以下
最大呼吸能力：大于 20 cmH$_2$O； 肺活量：10 mL/kg 或更高

2）肺分区

（1）前面（图 1－27）

● 右肺：S_1（肺尖区）、S_2（后上叶区）、S_3（前上叶区）、S_4（外侧中区）、S_5（内侧中区）、S_7（内侧肺底区）、S_8（前肺底区）、S_9（外侧肺底区）、S_{10}（后肺底区）。

• 左肺：S_{1+2}（肺尖后区）、S_3（前上叶区）、S_4（上舌区）、S_5（下舌区）、S_8（前肺底区）、S_9（外侧肺底区）、S_{10}（后肺底区）。

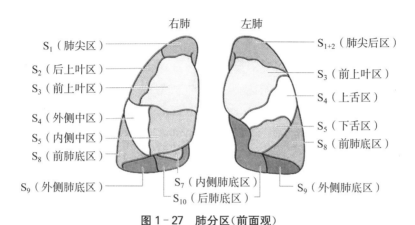

图 1 - 27　肺分区（前面观）

（2）后面（图 1 - 28）

• 左肺：S_{1+2}（肺尖后区）、S_3（前上叶区）、S_4（上舌区）、S_6（上、下叶区）、S_9（外侧肺底区）、S_{10}（后肺底区）。

• 右肺：S_1（肺尖区）、S_2（后上叶区）、S_3（前上叶区）、S_4（外侧中区）、S_6（上、下叶区）、S_9（外侧肺底区）、S_{10}（后肺底区）。

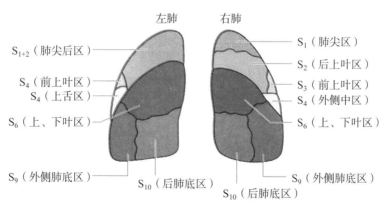

图 1 - 28　肺分区（后面观）

3. 体位排痰法（图 1 - 29）

S_1（肺尖区）：坐位靠后（锁骨上部、肩胛骨上部）。

S_2（后上叶区）：向前方 45° 的半侧卧位（肩胛骨上角）。

S_3（前上叶区）：仰卧位（第二至第四肋骨的前方）。

S_4（外侧中区）：向后半侧卧位 45°（第 4～6 肋骨前胸侧面）。

S_5（内侧中区）：下肢抬高 10°，侧卧位。

S_6（上·下叶区）：俯卧位（肩胛骨下角）。

S_7（内侧肺底区）：下肢抬高 20°，侧卧位（第 6～8 肋骨前面）。

S_1（肺尖区）
坐位靠后（锁骨上部，肩胛骨上部）

S_2（后上叶区）
向前方45°的半侧卧位（肩胛骨上角）

S_3（前上叶区）
仰卧位（第2～4肋骨的前方）

S_4（外侧中区）
向后半侧卧位45°（第4～6肋骨前胸侧面）
S_5（内侧中区）

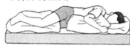

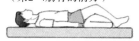

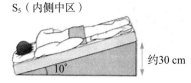

约30 cm
10°

S_6（上、下叶区）
俯卧位（肩胛骨下角）

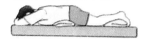

S_7（内侧肺底区）
下肢抬高20°侧卧位（第6～8肋骨前面）

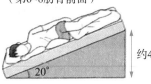

约40 cm
20°

S_8（前肺底区）
下肢抬高30°仰卧位（第6～8肋骨前面）

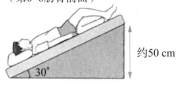

约50 cm
30°

S_9（外侧肺底区）
下肢抬高20°侧卧位（第8肋骨与腋窝线交点上方的侧胸部）

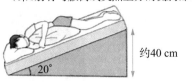

约40 cm
20°

S_{10}（后肺底区）
降低头部的腹卧位（或者倾斜胸部）（第10肋骨以上的后胸部）

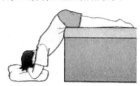

图 1-29 体位排痰法

S_8（前肺底区）：下肢抬高 30°，仰卧位（第 6～8 肋骨前面）。

S_9（外侧肺底区）：下肢抬高 20°，侧卧位（第 8 肋骨与腋窝线交点上方的侧胸部）。

S_{10}（后肺底区）：降低头部的腹卧位（或者倾斜胸部，第 10 肋骨以上的后胸部）。

第二章 人体形态的评定

一、人体形态的评定1

1. 姿势评定

(1) 定义：身体姿势(posture)是指身体及身体的各个部位在空间的相对位置,它反映人体骨骼、肌肉、内脏器官、神经系统等各组织间的力学关系。

(2) 适用范围：影响正常姿势的疾患,包括先天性异常(如先天性髋关节脱位、先天性肢体残缺或发育不全等)和后天性异常(如强直性脊柱炎、腰椎间盘突出症、脊柱压缩性骨折后等)。

(3) 临床意义：通过对姿势的观察,可以获得人体结构方面的相关信息。某种姿势的异常可提示相应病变的发生,有利于康复的诊断和评估。

(4) 使用工具：目测法无需设备,或可使用摄像机辅助;脊柱测量使用铅垂线;放射学评定需要 X 线检查设备。

(5) 操作方法：

① 目测法：左、右侧面观察有无足弓消失,有无膝关节屈曲挛缩或过伸,有无髋关节屈曲挛缩,有无胸、腰椎局部后凸(圆背或驼背),前、后面观察有无脊柱侧屈,双肩是否对称。

a. 躯干：观察头部是否前倾、旋转或侧屈,胸廓呼吸是否对称,一侧胸锁关节或肩锁关节是否高于另一侧,胸部有无凹陷、隆凸或桶状胸,有无塌肩凸臀(一侧肩关节低于对侧,对侧髋关节向外侧凸出),有无脊柱的侧凸和旋转,有无两侧肩胛骨与脊柱不等距、不等高,有无翼状肩胛,有无躯干肌萎缩等(图 2-1)。

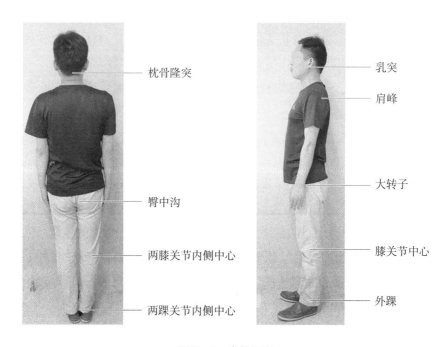

图 2-1 姿势评定

左图标注:枕骨隆突、臀中沟、两膝关节内侧中心、两踝关节内侧中心
右图标注:乳突、肩峰、大转子、膝关节中心、外踝

b. 上肢:观察两上肢体位是否一样;一侧上肢是否远离躯干或过度内、外旋;两侧上肢是否等长;有无上肢畸形及肌肉萎缩等。

c. 下肢:观察有无扁平足,马蹄足,足内、外翻,膝关节内、外翻,髋关节过度内、外旋,下肢肌肉萎缩等。

② 铅垂线测量法:目测法发现姿势异常后可以采取铅垂线测量。受检者站立位,铅垂线从枕骨隆突的中点下垂,如果铅垂线不经过臀中沟表示有脊柱侧凸,姿势异常但铅垂线经过臀中沟,则表示脊柱侧凸完全代偿。

③ 放射学评定:对疑有脊柱侧凸的受检者(孕妇除外)可以进行放射学检查。拍摄直立位第 1 胸椎到第 1 骶椎的正、侧位片,在 X 线片上测量脊柱侧凸的角度。

(6)注意事项:熟悉人体脊柱和肢体的标准姿势;检查时经常考虑到安

全性和实用性；为了观察整体，应从一定距离位置观看；若被检者保持立位困难或长期卧床，检查前需事先进行风险评估。

2. 肢体长度和围度的测量

（1）定义：利用客观的测量工具评定肢体长度和围度的方法。

（2）适用范围：肢体骨折未固定者不宜进行长度测量；肢体存在开放性损伤时不宜进行围度测量；其他人可进行测量。

（3）临床意义：通过测量肢体长度和维度，能够把握体形的变化，便于配合体态等的评估。

（4）使用工具：皮尺。

（5）操作方法：

① 肢体长度

a. 上肢长度：受检者坐位或站立位，上肢自然垂于身体一侧。上肢相对长度为第7颈椎至中指尖的距离，绝对长度为肩峰至中指尖的距离（图2-2）；上臂相对长度为肩峰到尺骨鹰嘴的距离，绝对长度为肩峰到肱骨外上髁的距离（图2-3）；前臂相对长度为肱骨内上髁到尺骨茎突的距离，绝对长度为尺骨鹰嘴到尺骨茎突或桡骨小头到桡骨茎突的距离（图2-4）。

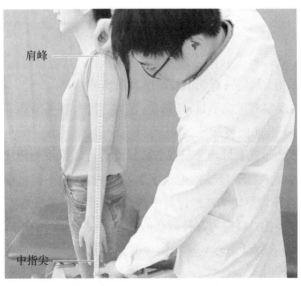

肩峰

中指尖

图2-2 上肢绝对长度

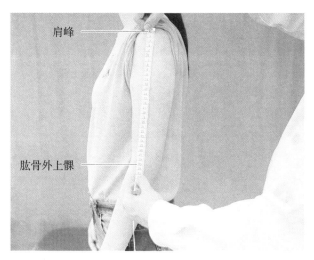

图 2 - 3　上臂绝对长度

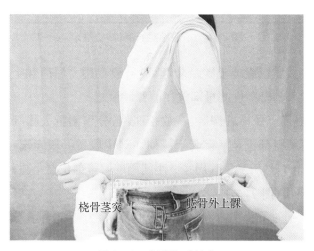

图 2 - 4　前臂绝对长度

b. 下肢长度：受检者仰卧位或站立位，骨盆摆正。下肢相对长度为脐至内踝尖的距离，绝对长度为髂前上棘到内踝尖的距离（图 2 - 5）；大腿相对长度为髂前上棘到股骨外侧髁的距离，绝对长度为股骨大转子顶点到膝关节外侧平面的距离；小腿绝对长度为胫骨平台内侧上缘到内踝尖的距离，或腓骨小头到外踝下缘的距离。

② 肢体围度（周径）（图 2 - 6）

a. 上肢围度：受检者坐位或站立位，上肢自然垂于体侧。上臂围度测

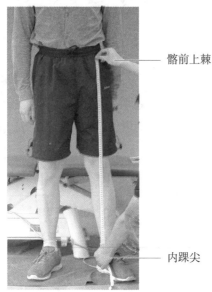

髂前上棘

内踝尖

图 2-5　下肢绝对长度（站立位）

量部位在肱二头肌肌腹或上臂最隆起处，一般在用力屈肘和上肢下垂放松时各测量 1 次。前臂围度测量部位在前臂最粗处。

b. 下肢围度：受检者仰卧位，放松肌肉，分别测量大腿围度和小腿围度。大腿围度测量部位是从髌骨上缘向大腿中段量一段距离（一般取髌骨上极向上 10 cm），然后测量其周径。小腿围度测量部位在小腿最粗处。

③ 躯体围度（图 2-6）

a. 胸围：通过乳头上方和肩胛骨下角下方绕胸部一周，分别在平静呼气末和吸气末测量。

b. 腹围：通过脐部绕腹部一周。

c. 臀围：通过大转子和髂前上棘连线中间臀部最粗处。

（6）结果解读：通过对两侧肢体长度比较可以确定关节异常类型、骨折错位程度、肌肉长短等；肢体围度可辅助判断肥胖程度及类型。

（7）注意事项

① 熟悉体表标志，找准测量参照点。

② 测量时应注意先将两侧肢体放置于对称位置，然后利用骨性标志测量两侧肢体的长度，最后将两侧的测量结果进行比较。

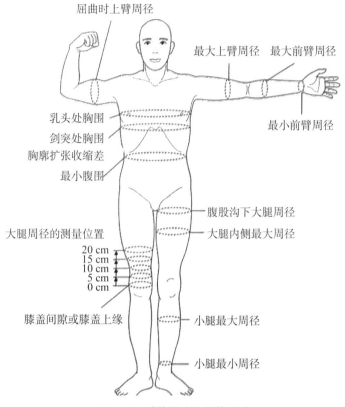

图2-6　肢体围度和躯体围度

3. 身高与体重的测量

（1）定义：利用客观的测量工具评定身高和体重的方法。

（2）适用范围：不能站立者（如意识障碍、脊柱或下肢骨折）、不配合者（如有认知障碍）不能进行测量，其他人可进行测量。

（3）临床意义：身高和体重是衡量人体发育、营养状况的基本指标，也是衡量其他生理指标的基础。

（4）使用工具：皮尺、测高仪、测重仪。

（5）操作方法

① 身高：受检者不穿鞋站立，用皮尺或身高测量仪测量头顶到足跟的垂直距离，以厘米（cm）表示。

② 体重：受检者不穿鞋，尽量去除大部分衣物，站立在体重秤上，读出

体重数,以千克(kg)表示。

(6)结果解读:身高、体重是身体发育的基本指标,可配合来计算身体质量指数,评估肥胖程度;同时根据身高可确定下肢截肢离断长度、拐杖等辅助支具的长度等。

(7)注意事项:测量身高时应保持头正、颈直、挺胸、收腹、双下肢伸直(不穿鞋)、足跟并拢在一条线上,足尖打开 $30°\sim40°$,重复测量 3 次,取平均值。

二、人体形态的评定 2

1. 体能测试标准值

1)步行摄氧量

(1)定义:步行时的氧气摄取量(又称为摄氧量,oxygen consumption),是人体在进行运动时所能摄入的氧气含量。

(2)适用范围:在步行时,通过专门的仪器设备进行检测,适用于需要测定有氧运动能力的人。

(3)临床意义:该指标能够反映受试者步行时的有氧运动能力的水平。

(4)使用工具:专门测试跑台(心肺功能自动分析仪)。

(5)操作方法:根据实际情况设置负荷强度及跑台坡度。运动测试过程中,测试人员根据测试终止标准,观察受试者运动情况,当出现终止标准的特征,立即停止测试,记录下当时的具体数据。

(6)结果解读:所得测试数据,根据步行摄氧量的计算公式:步行摄氧量$[mL/(min \cdot kg)] = 3.5 + $速度$(m/min)×0.1 + $跑台坡度$(\%)×$速度$(m/min)×1.8$,代入并计算,得到对应的步行摄氧量的值,再根据评价标准,确定该受试者步行时的有氧运动能力水平。

(7)注意事项:受试者的测试环境(温度、湿度)应保持一致;测试时应用主观用力程度分级(rating of perceived exertion,RPE)不断询问受试者的自我感受,以防意外情况发生;测试时应有相关医务人员在场。

2)生理消耗指数

(1)定义:生理消耗指数(physiological cost index,PCI),是步行时能量利用效率的指标。通常是在 3 min 连续步行后进行测试。

（2）适用范围：适用于需要测定有氧运动时的能量利用效率。

（3）临床意义：该指标能够反映受试者步行时的能量利用效率。

（4）使用工具：佩戴式心率测试仪、秒表。

（5）操作方法：受试者在测试时处于安静状态，佩戴心率测试仪，测试人员先记录下受试者的安静心率；测试开始，测试人员用秒表记录时间，受试者在规定的区域内进行步行，测试时间为 3 min；测试时间停止后，受试者停止步行，测试人员记录下受试者停止时的心率及空间位置，并根据测试空间情况计算步行距离和步行速度。

（6）结果解读：所得测试数据，根据 PCI 的计算公式：PCI（次/min）＝［步行停止时的心率（次/min）－安静心率（次/min）］/步行速度（m/min），代入并计算，得到对应的 PCI 值，再根据评价标准，确定该受试者步行时的能量利用效率。

（7）注意事项：受试者的测试环境（温度、湿度）应保持一致；测试场地应注意防滑，以防跌倒；测试时应用 RPE 不断询问受试者的自我感觉，以防意外情况发生；测试时应有相关医务人员在场。

2. 持久性检查

（1）定义：主观用力程度分级（RPE）在医学界已广泛应用了将近 40 年，运动生理学家和医生们在为患者做运动测验时，都利用这个量表与患者保持沟通，受测者可以立即描述出当时主观上感觉的用力程度（表 2－1 为 1982 年最先由 Brog 创制的 RPE 量表，表 2－2 为修正的 RPE 量表）。

（2）适用范围：运动生理学家和医生在为受试者或患者做运动试验时，利用 RPE 与受试者或患者保持沟通。

（3）临床意义：在运动测试时，受测者可以立即描述出当时主观上感觉的用力程度，可以随时监控受试者的身体情况，以免发生意外。

（4）使用工具：RPE。

（5）操作方法：在进行运动试验时，测试人员随着运动负荷的递增，每隔一定时间按照量表的分级描述询问受试者，获得受试者的主观运动感觉，并查出对应的 RPE 分级，以决定试验是否继续进行。

（6）结果解读：RPE 的具体分级与对应的主观运动感觉见表 2－1、表 2－2。

（7）注意事项：测试前测试人员应嘱咐受试者在运动测试时如实地说出自己真实的主观感受所对应的 RPE 等级，不可过高或过低地描述，以免产生意外或达不到运动测试效果。

表 2-1　主观用力程度分级（RPE）

RPE	主观运动感觉	对应参考心率（次/min）
6	安静,不费力	安静心率
7	极其轻松	70
8		
9	很轻松	90
10	轻松	
11		110
12	有点吃力	
13		130
14		
15	吃力	150
16		
17	非常吃力	170
18		
19	极其吃力	195
20	精疲力竭	最大心率

表 2-2　修正的主观用力程度等级评价量表

RPE	主观运动感觉
0	没有什么感觉
0.5	非常轻微的感觉
1	很弱的感觉
2	弱的感觉
3	中等程度的感觉
4	稍强的感觉,感到一点疲惫

（续表）

RPE	主观运动感觉
5	
	强的感觉,感到轻微的疲惫
6	
7	
8	非常强的感觉,感到疲惫
9	
10	精疲力竭

第三章　神经系统反射评定

一、反射

1. 浅反射

（1）定义：浅反射，是在角膜、皮肤或黏膜受到刺激时出现的反射性运动。

（2）适用范围：包括角膜反射（corneal reflex）、咽反射（gag reflex）、腹壁反射（abdominal reflexes）、提睾反射（cremasteric reflex）、肛门反射（anal reflex）、球海绵体反射（bulbocavernosus reflex）和跖反射（plantar reflex）。

（3）临床意义：通过浅反射的检查能够辅助判断锥体束损伤、脊髓马尾损伤等病变。

（4）使用工具：棉棒、敷药棒、叩诊锤的柄或钥匙。

（5）操作方法

① 角膜反射：用干净的棉棒捻丝（可稍微湿润以便于形成一定的形状），从颞侧视野外快速接触角膜缘，以防止出现保护性瞬目反应。让患者向上并向被检查眼的对侧凝视。如果一侧角膜反射减弱，可询问患者有无该侧感觉异常。如果考虑角膜反射消失或减低是该侧眼轮匝肌无力（面神经）所致，则可通过存在对侧眼睑闭合反应这一现象证明反射弧感觉部分是完整的。

② 咽反射：用压舌板或敷药棒接触咽部可以诱发咽部肌肉的反射性收

缩,出现作呕反应。咽反射在健康人亦可消失。累及球部的下运动神经元病变可造成咽反射减弱,这个水平以上的病变可造成咽反射亢进。

③腹壁反射:患者仰卧位,膝部屈曲,双脚舒适地置于检查床上,双臂轻松置于体侧,闭目。检查者可用钝器,如敷药棒、叩诊锤的柄或钥匙诱导腹壁反射。在前腹壁双侧水平地轻划(直接朝向脐部)。正常反应是脐部向刺激点短暂快速地运动。用钝器不能引出腹壁反射时可采用针尖引导。但是初学者应该注意不要扎伤患者造成出血(图 3 - 1)。

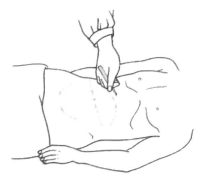

图 3 - 1　腹壁反射

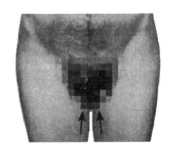

图 3 - 2　提睾反射

④提睾反射:患者仰卧位,大腿轻度外展,用检查腹壁反射的方法轻划大腿的内侧。正常情况下,患者该侧提睾肌收缩,可见睾丸提高。皮质脊髓束病变和累及脊髓腰段的病变可使该反射消失(图 3 - 2)。

⑤肛门反射:检查者戴上指套,插入肛门。另一只手搔抓或针刺肛门周围,感觉肛门的收缩。有时不用触诊即可看见肛门的收缩。马尾和脊髓骶段的病变可造成肛门反射消失。

⑥球海绵体反射:检查者搔抓、捏挤或针刺阴茎的包皮,或用针尖在包皮上轻划,可在阴茎根部引出球海绵体肌的反射性收缩。可观察到收缩,但是通常更容易触摸到。

⑦跖反射:检查者用钝器从足跟外侧缘于足底向上朝小趾轻划,到达小趾的基底后向跗趾的基底转向,划到跗趾,正常表现为足趾屈曲运动(图 3 - 3)。

(6)结果解读:角膜反射减弱或消失可见于三叉神经病变或面神经病变;咽反

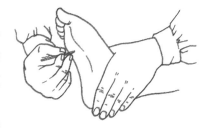

图 3 - 3　跖反射

射减弱或消失可见于延髓等神经病变；腹壁反射减弱或消失可见于锥体束损伤患者；提睾反射减弱或消失可见于锥体束损伤或腰髓 1～2 节病变；肛门反射减弱或消失可见于双侧锥体束或马尾神经损伤；球海绵体反射减弱或消失可见于多发性神经根炎；跖反射减弱或消失可见于骶髓 1～2 节病变。此外，浅反射减弱也可见于正常人，需结合其他检查辅助判定病变情况。

（7）注意事项：检查时需根据不同的检查部位选择不同的工具，如棉棒、针、叩诊锤等。

2. 肌牵张反射

（1）定义：肌牵张反射（muscle stretch reflex）由对肌肉的突然牵拉引出，也被称作腱反射（tendon reflex）、骨膜反射（periosteal reflex）或肌伸张反射（myotatic reflex）。

（2）适用范围：具体的肌牵张反射包括下颌反射（chin reflex）、肱二头肌反射（biceps reflex）、桡骨膜反射（radial periosteal reflex）、肱三头肌反射（triceps reflex）、膝反射（patellar reflex）、内收肌反射（adductor reflex）、腓肠肌－比目鱼肌反射（gastrocnemius-soleus reflex）、内侧腘绳肌腱反射（internal hamstring reflex）、外侧腘绳肌腱反射（external hamstring reflex）、霍夫曼征（Hoffmann sign）、罗索利莫征（Rossolimo sign）和阵挛（clonus）。

（3）临床意义：肌牵张反射明显减弱或消失，通常是由于影响反射弧某个部分的病变，如果不是反射弧中这些成分的病变，肌牵张反射异常就反映出从大脑和脑干内的多个中枢到达下运动神经元的兴奋性和抑制性冲动作用的不平衡性。上运动神经元的病变造成对最后通路易化和抑制功能的丧失，总的结果是易化了肌牵张反射。

（4）使用工具：手指、叩诊锤。

（5）操作方法

① 使患者处于舒适位置，也可与患者交谈来分散患者的注意力，或让患者看其他地方或想其他东西以获得最大的放松。

② 通过适当调节和摆放肢体的位置以保证肌肉处于合理的紧张度。

③ 施以足够的牵拉刺激。如果有反射亢进，施以十分轻微的刺激，如用手指尖端轻轻叩击患者的肌腱即可引出反射；如果反射减低或难以引出，需

快速牵拉最大量的肌纤维以引出反射。

④ 如果前三个条件均满足的情况下仍然不能引出反射,可采用其他的的办法加强反射,需让患者收缩被检查肌肉以外的其他肌肉,或让患者被检查的肌肉做非常轻微的随意收缩运动。

(6) 结果解读:应该在两侧比较反射和对反射活动分级。我们采用 - 4 到 + 4 的记录方法,0 代表正常。反射完全消失用 - 4 表示,伴有阵挛的反射亢进为 + 4,其间的反射分级以不同的数字表示。加强引出的反射用在正负号和数字外划圈的方法表示,如 (-4) 。

(7) 注意事项:检查前使受试者处于放松状态,调整牵拉速度、方向,以检查不同肌肉群的功能。

3. 病理反射

(1) 定义:病理反射是在神经系统器质性病变时出现的异常反射。

(2) 适用范围:具体的病理反射包括巴宾斯基征(Babinski sign)、查多克征(Chaddock sign)、奥本海姆征(Oppenheim sign)、斯特兰斯基征(Stransky sign)、吸吮反射(sucking reflex)、咀嚼反射(chewing reflex)和握持反射(grasp reflex)。

(3) 临床意义:巴宾斯基征和其他有关的病理反射是皮质脊髓束功能障碍的结果,病变通常位于皮质第 4 区或运动皮质和脊髓腰部最下节段之间的皮质脊髓束。不过,在严重的低血糖时,也可出现巴宾斯基征和其他病理反射(如查多克征)。因此,在没有组织学可见的病灶时,功能障碍亦可造成病理反射。

(4) 使用工具:手指、叩诊锤、压舌板或敷药棒。

(5) 操作方法

① 巴宾斯基征:检查方法同跖反射。嘱患者放松,检查者用钝器从足跟外侧缘于足底向上朝小趾轻划,到达小趾的基底后向𧿹趾的基底转向,划到𧿹趾。若划动较轻不能引出该反射,应逐渐增强刺激,可用指甲、钥匙或叩诊锤的柄。巴宾斯基征阳性表现为𧿹趾背伸,其他四趾呈扇形展开。

② 查多克征:与巴宾斯基征的检查方法类似,从外踝下方沿足外缘划,阳性表现同巴宾斯基征。

③ 奥本海姆征：检查者用示指和中指的指骨沿患者胫骨前缘施以可造成轻微疼痛的刺激，从膝部稍下方开始向下划到足部，阳性表现同巴宾斯基征。

④ 斯特兰斯基征：让患者将小趾缓慢地但是最大限度地外展，保持1～2 s后突然放松。在小趾被最大外展时，或在放松后，可出现跗趾的背屈。

⑤ 吸吮反射：也称唇反射（lip reflex）或噘嘴反射（snout reflex）。让患者放松下颌到足以使双唇张开一英寸（2.54 cm）的距离，可让患者通过口腔呼吸，这对放松有一定帮助。用压舌板的末端从口角外侧向中线轻快地划过，可引出双唇两侧快速的反射性收缩。亦可用压舌板或敷药棒轻划硬腭，或对双唇施以其他刺激，包括直接用叩诊锤轻轻叩击或通过插入压舌板来引导这一反射。

⑥ 咀嚼反射：将压舌板放在患者口中时引出的异常反射。反射充分表现出时为牙关闭合，压舌板难以拔出。这个反射也称作"牛头犬（bulldog）反应"，提示双侧上运动神经元受累。

⑦ 握持反射：检查者用手指抚摸患者的手掌，握持反射阳性表现为患者抓住检查者的手指。有时即使检查者有要求，患者也不能完全放松。这一反射可见于双侧额叶弥漫性病变，亦可在单侧病变时（在病变额叶的对侧）出现。

（6）结果解读：巴宾斯基征、查多克征、奥本海姆征、斯特兰斯基征阳性多见于锥体束损伤；吸吮反射阳性可见于额叶病变、假性球麻痹等。

（7）注意事项：在患者处于放松体位，检查者能够观察到被测部位整体情况下进行测试，避免引发患者的疼痛感。

二、姿势反射检查

1. 脑神经检查

（1）定义：12对脑神经（cranial nerve）的检查是神经系统检查的重要部分。这些脑神经行使多种功能，包括嗅觉、视觉、味觉和听觉等特殊感觉以及眼球运动、咀嚼、吞咽、呼吸、发音和面部表情等特殊运动功能。

（2）适用范围：包括Ⅰ嗅神经、Ⅱ视神经、Ⅲ动眼神经、Ⅳ滑车神经、Ⅴ三叉神经、Ⅵ外展神经、Ⅶ面神经、Ⅷ位听神经、Ⅸ舌咽神经、Ⅹ迷走神经、Ⅺ

副神经、Ⅻ舌下神经。

（3）临床意义：脑神经共 12 对,脑神经检查对颅脑病变的定位诊断极为重要。检查时应按序进行,以免遗漏,同时注意双侧对比。

（4）使用工具：嗅觉、味觉测试工具、大头针、压舌板、手电筒、棉签等。

（5）操作方法

① 嗅神经：用有香味但无刺激性的物质,如丁香、咖啡、冬青和樟脑来检查嗅觉。检查者堵塞患者的一侧鼻孔让其用另一侧鼻孔分别闻这些物质,检查患者识别它们的能力。

② 视神经：包括视力、视野和眼底检查。

③ 动眼神经、滑车神经、展神经：动眼神经、滑车神经以及展神经共同支配眼球运动,合称眼球运动神经。检查时注意眼裂外观、眼球运动、瞳孔及对光反射、调节反射等。

④ 三叉神经：有 3 个主要分支,分别为眼神经、上颌神经和下颌神经。

a. 让患者向一侧稍上方注视,将棉棒尖端做成锥形,使其前端轻微接触角膜以引出角膜反射。正常反应为眼睑迅速地闭合,可以是完全或不完全的闭合。

b. 检查完角膜反射后,让患者闭目,将沾湿的棉棒轻轻放入鼻孔。正常反应是轻微躲避并且皱鼻,再检查另一侧鼻孔。

c. 让患者闭紧牙关,检查者下压患者的下颌以试图分开牙关,同时触按颞肌和咬肌。

⑤ 面神经：面神经运动分支支配的肌肉功能包括皱额、闭目、噘唇和在微笑或示齿时口角向两侧拉动。要求患者向上注视,检查者用力于双侧试图展平患者的额纹,让患者抵抗这一动作。检查者可通过试图掀开闭合的眼睑来检查患者能否有力地闭合眼睑。要求患者做示齿动作向两侧拉动口角、吹口哨以及对抗检查者施以的外力而噘唇,并对两侧进行比较。

⑥ 位听神经：由耳蜗神经和前庭神经两部分组成。

患者堵塞一侧外耳道,检查者将秒表置于听觉范围之外。逐渐将秒表移动接近患者,要求患者在听到第一声时就做出反应。记录时采用分数,分子是患者能够听到的距离,分母是正常耳能够听到的距离。

采用改良的冷热水试验,让患者将身体保持竖直位,将头部向后倾斜60°。用100～200 mL 的冷水(19～21℃)或5～10 mL 的冰水(0～10℃)刺激外耳道。检查患者是否出现眼球震颤以及检查患者每侧手是否有过指(past pointing)现象。注意从刺激到出现眩晕或恶心所需的时间。

⑦ 舌咽神经:用压舌板或敷药棒接触咽后壁来检查舌咽神经。正常反应是软腭的肌肉迅速收缩,伴有或不伴呕吐样动作。

⑧ 迷走神经:让患者发"啊"来观察软腭。正常情况下,悬雍垂悬在中线上。单侧软腭无力时,悬雍垂向健侧偏斜。

⑨ 副神经:检查副神经时让患者用力向被检查肌肉的对侧转头,检查者用手抵抗,同时观察胸锁乳突肌并触按其结实程度。让患者耸肩以及向后回缩肩部,检查者用手抵抗来检查斜方肌。单侧斜方肌麻痹造成同侧不能耸肩、不能向后回缩肩部以及手臂不能侧平举。亦可见肩部轮廓下陷、肩胛骨向下向外移位。

⑩ 舌下神经:让患者伸舌,观察舌体运动。观察内容包括舌的位置、运动的力量和速度、麻痹、萎缩以及异常运动。可让患者用舌尖抵住每侧颊部内侧,检查者用力内压,患者对抗以检查舌的力量。直接触摸舌体可证实萎缩。

(6)结果解读:根据不同神经支配区域运动及感觉功能是否存在异常,辅助判断病损情况。

(7)注意事项:检测前告知患者测试内容,嘱患者配合,避免引起患者不适。

三、运动系统发育检查

1. 神经系统发育过程

(1)定义:运动包括随意运动和不随意运动,随意运动由锥体束司理,不随意运动(不自主运动)由锥体外系和小脑司理。

(2)适用范围:肌力测试、肌张力测试、步态及姿势评估。

(3)临床意义:根据肌肉功能、步态及姿势辅助评估运动功能和神经系统情况,判断康复治疗的效果。

(4)使用工具:皮尺等。

(5)操作方法

① 肌容积。肌容积(muscle bulk)是指肌肉的体积。观察和比较两侧对

称部位肌容积,有无肌萎缩或假性肥大,可肉眼观察或用软尺测量肢体周径。肌萎缩可见于下运动神经元损害、肌肉疾病、长期失用等情况。肌肉假性肥大表现为外观肥大、触之坚硬、肌力减弱,可见于进行性肌营养不良患者,尤其以腓肠肌和三角肌表现明显。

② 肌力。肌力(muscle strength)是指肌肉运动时的最大收缩力。检查时令患者做肢体伸屈动作,检查者从相反方向给予阻力,测试患者对阻力的克服力量,并注意两侧比较。

肌力的记录采用0~5级的六级分级法。

• 0级:完全瘫痪,测不到肌肉收缩。

• 1级:仅测到肌肉收缩,但不能产生动作。

• 2级:肢体在床面上能水平移动,但不能抵抗自身重力,即不能抬离床面。

• 3级:肢体能抬离床面,但不能抗阻力。

• 4级:能作抗阻力动作,但不完全。

• 5级:正常肌力。

临床意义:不同程度的肌力减退可分别称为完全性瘫痪和不完全性瘫痪(轻瘫)。不同部位或不同组合的瘫痪可分别命名为:单瘫,单一肢体瘫痪,多见于脊髓灰质炎;偏瘫,为一侧肢体(上、下肢)瘫痪,常伴有同侧脑神经损害,多见于颅内病变或脑卒中;交叉性偏瘫,为一侧肢体瘫痪及对侧脑神经损害,多见于脑干病变;截瘫,为双侧下肢瘫痪,是脊髓横贯性损伤的结果,见于脊髓外伤、炎症等。

③ 肌张力。肌张力(muscle tone)是指静息状态下的肌肉紧张度和被动运动时遇到的阻力,其实质是一种牵张反射,即骨骼肌受到外力牵拉时产生的收缩反应,这种收缩是通过反射中枢控制的。检查时嘱患者肌肉放松,检查者根据触摸肌肉的硬度以及伸屈其肢体时感知肌肉对被动伸屈的阻力做判断。

a. 肌张力增高:触摸肌肉时有坚实感,伸屈肢体时阻力增加。可表现为以下几种状态。

痉挛状态(spasticity):在被动伸屈其肢体时,起始阻力大,终末突然阻力减弱,也称折刀现象,为锥体束损害现象。

铅管样强直(lead-pipe rigidity):即伸肌和屈肌的肌张力均增高,做被动运动时各个方向的阻力增加是均匀一致的,为锥体外系损害现象。

b. 肌张力降低:肌肉松软,伸屈其肢体时阻力低,关节运动范围扩大,见于下运动神经元病变(如周围神经炎、脊髓灰质炎等)、小脑病变和肌源性病变等。

④ 不自主运动。不自主运动(involuntary movement)是指患者意识清楚的情况下,随意肌不自主收缩所产生的一些无目的的异常动作,多为锥体外系损害的表现。

a. 震颤(tremor):为两组拮抗肌交替收缩引起的不自主动作,可有以下几种类型。

静止性震颤(static tremor):静止时表现明显,而在运动时减轻,睡眠时消失,常伴肌张力增高,见于帕金森病。

意向性震颤(intentional tremor):又称为动作性震颤。震颤在休息时消失,动作时发生,愈近目的物时愈明显,见于小脑疾病。

b. 舞蹈样运动(choreic movement):为面部肌肉及肢体的快速、不规则、无目的、不对称的不自主运动,表现为做鬼脸、转颈、耸肩、手指间断性伸屈、摆手和伸臂等舞蹈样动作,睡眠时可减轻或消失,多见于儿童期风湿性舞蹈病、遗传性舞蹈病以及服用抗精神病药物者。

c. 手足徐动(athetosis):为手指或足趾的一种缓慢持续的伸展扭曲动作,见于脑性瘫痪、肝豆状核变性和脑基底节变性。

⑤ 共济运动。机体任一动作的完成均依赖于某组肌群协调一致的运动,称为共济运动(coordination)。这种协调主要靠小脑的功能以协调肌肉活动、维持平衡和帮助控制姿势,也需要运动系统的正常肌力,前庭神经系统的平衡功能,眼睛、头、身体动作的协调,以及感觉系统对位置的感觉共同参与作用。任何这些部位的损伤均可出现共济失调(ataxia)。

a. 指鼻试验(finger-to-nose test):嘱患者先以示指接触距其前方0.5 m处检查者的示指,再以示指触自己的鼻尖,由慢到快,先睁眼、后闭眼,重复进行。小脑半球病变时同侧指鼻不准;如睁眼时指鼻准确,闭眼时出现障碍则为感觉性共济失调。

b. 跟-膝-胫试验(heel-knee-shin test):嘱患者仰卧,上抬一侧下肢,将足跟置于另一侧膝部下端,再沿胫骨前缘向下移动,先睁眼、后闭眼重复进行。小脑损害时,动作不稳;感觉性共济失调者在闭眼时足跟难以寻到膝部。

c. 轮替动作(alternate motion)：嘱患者伸直手掌并以前臂做快速旋前旋后动作，或一手用手掌、手背连续交替拍打对侧手掌。共济失调者动作缓慢、不协调。

d. 闭目难立征(Romberg sign)：嘱患者双足并拢站立，双手向前平伸，闭目，观察其姿势平衡。若出现身体摇晃或倾斜则为阳性，提示小脑病变；如睁眼时能站稳而闭眼时站立不稳，则为感觉性共济失调。

⑥ 姿势与步态

a. 姿势(posture)：是指举止的状态。健康成人躯干端正，肢体活动灵活适度。正常的姿势主要依靠骨骼结构和各部分肌肉的紧张度来保持，但亦受机体健康状况及精神状态的影响，如疲劳和情绪低沉时可出现肩垂、弯背、拖拉蹒跚的步态。患者因疾病的影响，可出现姿势的改变。颈部活动受限提示颈椎疾病；充血性心力衰竭患者多愿采取坐位；腹部疼痛时可有躯干制动或弯曲，胃、十二指肠溃疡或胃肠痉挛性疼痛发作时，患者常捧腹而行。

b. 步态(gait)：是指人走动时所表现的姿态。健康人的步态因年龄、机体状态和所受训练的影响而有不同表现，如小儿喜急行或小跑，青壮年步态矫健快速，老年人则常为小步慢行。当患某些疾病时可导致步态发生显著改变，并具有一定的特征性，有助于疾病的诊断。常见的典型异常步态有以下几种。

蹒跚步态(waddling gait)：走路时身体左右摇摆似鸭行。见于佝偻病、大骨节病、进行性肌营养不良或先天性双侧髋关节脱位等。

醉酒步态(drunken man gait)：行走时躯干重心不稳，步态紊乱不准确如醉酒状。见于小脑疾病、酒精及巴比妥中毒。

共济失调步态(ataxic gait)：起步时一脚高抬，骤然垂落，且双目向下注视，两脚间距很宽，以防身体倾斜，闭目时则不能保持平衡。见于脊髓病变。

慌张步态(festinating gait)：起步后小步急速趋行，双脚擦地，身体前倾，有难以止步之势。见于帕金森病(图 3 - 4)。

跨阈步态(steppage gait)：由于踝部肌腱、肌肉弛缓，患足下垂，行走时必须抬高下肢才能起步。见于腓总神经麻痹(图 3 - 5)。

剪刀步态(scissors gait)：由于双下肢肌张力增高，尤以伸肌和内收肌张力增高明显，移步时下肢内收过度，两腿交叉呈剪刀状。见于脑性瘫痪与截瘫。

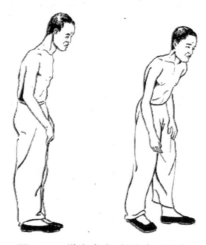

图 3-4 慌张步态（帕金森病患者）

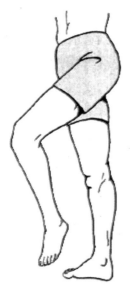

图 3-5 跨阈步态（腓总神经麻痹）

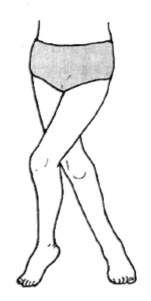

图 3-6 剪刀步态（脑瘫、截瘫）

间歇性跛行（intermittent claudication）：步行中，因下肢突发性酸痛乏力，患者被迫停止行进，需稍休息后方能继续行进。见于高血压、动脉硬化。

（6）注意事项：注意两侧对比。

四、Brunnstrom 运动六阶段理论分级

（1）定义：Signe Brunnstrom 经过多年的临床观察，认识到中枢神经损伤以后，大脑皮质失去了对正常运动的控制能力，从而出现了人体发育初期才具有的运动模式。中枢神经损伤之后的恢复过程是运动模式的变化，即通过联合反应、共同运动之后才会出现分离运动。

（2）适用范围：中枢神经系统损伤后。

（3）临床意义：中枢神经系统损伤后，大部分在脑发育未成熟时才有的原始反射重新出现，成为病理性反射，如能适当地利用这些反射的特点，则可以促进损伤后的康复。

（4）使用工具：徒手评估。

（5）操作方法：见表 3-1。

表 3-1 Brunnstrom 运动六阶段理论分级

阶段	特点	上肢	手	下肢
I	弛缓无任何活动	无任何运动	无任何运动	无任何运动
II	引出联合反应、共同运动	仅出现协同运动的模式	仅有极细微的屈伸	仅有极少的随意运动
III	随意出现的共同运动	可随意发起协同运动	可做勾状抓握，但不能伸指	坐位和站位时有髋、膝、踝共同性屈曲
IV	共同运动模式被打破，开始出现分离运动	出现脱离协同运动的活动：①肩0°、肘90°的情况下前臂可旋前旋后；②在肘伸直的情况下肩可前屈90°；③可触及腰骶部	①能侧捏及松开拇指；②手指有半随意的小范围伸展	①坐位屈膝90°以上，可使足后滑到椅子下方；②在足跟不离地的情况下使踝背屈
V	肌张力逐渐恢复正常，有分离运动、精细活动	出现相对独立于协同运动的活动：①肘伸直时肩可外展90°；②在肘伸直，肩前屈30～90°情况下前臂可旋前、旋后；③肘伸直、前臂中立位时，臂可上举过头	①可做球状和圆柱状抓握；②手指同时伸展，但不能单独伸展	①健腿站立，患腿可先屈膝后伸髋；②在伸膝时做踝背屈（重心落在健腿上）

(续表)

阶段	特点	上肢	手	下肢
VI	精细、协调、控制运动,接近正常水平	运动协调近于正常,手指指鼻无明显辨距不良,但速度比健侧慢(≤5 s)	所有抓握均能完成,但速度和准确性比非受累侧差	① 站立位时可使髋外展到超出抬起该侧骨盆所能达到的范围; ② 坐位时伸直膝可内外旋下肢,可完成足内外翻

(6) 注意事项:注意两侧对比。

五、脑功能检查

1. 定义

高级脑功能即认知,是指人在对客观事物的认识过程中对感觉输入信息的获取、编码、操作、提取和使用的过程,是输入和输出之间发生的内部心理过程,这一过程包括知觉、注意、记忆及思维等。认知的加工过程通过脑这一特殊物质实现。因此认知过程是高级脑功能活动。

2. 适用范围

(1) 各种原因引起的脑损伤患者,如脑卒中、脑外伤、阿尔茨海默病、血管性痴呆、其他类型的痴呆及肿瘤炎症等。

(2) 发育障碍。

(3) 精神功能障碍。

3. 临床意义

(1) 及时发现认知功能障碍,确定障碍类型。

(2) 确定认知功能障碍对功能性作业活动的影响。

(3) 根据不同的康复评定方法,为提出相应的治疗计划提供依据。

(4) 测量治疗前后的变化以判定康复疗效。

4. 操作方法

(1) 筛查法:快速的神经综合功能的甄别测验。通过筛查可以发现有无脑的器质性病变,可决定是否需要给患者做进一步详细、深入的检查。常用的认知功能筛查量表有简易精神状态检查(mini-mental status examination,MMSE)、认知能力检查量表(cognitive capacity screening examination,CCSE)等。

(2)特异性检查法:用于评定某种特殊类型的认知障碍。当康复医生发现患者脑的器质性改变后,需要进一步明确这种改变是局灶性的还是弥漫性的,是否需要治疗。通过评定患者的认知加工过程及其结果而做出诊断有助于制订治疗计划。

(3)成套测验法:一整套标准化的测验主要用于认知功能较全面的定量测定,可以全面评定主要的脑功能。如 HR 神经心理学成套测验(Halsead-Reitan neuropsychological battery,HRNB)、洛文思顿作业疗法认知成套测验(Loewenstein occupational therapy cognitive assessment,LOTCA)。

(4)功能检查法:通过直接观察患者从事日常生活活动的情况来评定相关认知功能障碍的程度。如 Arnadottir 作业疗法-日常生活活动神经行为评定(Arnadottir OT-ADL neurobehavioral evaluation,A-ONE)。

5. 注意事项

(1)为进行治疗前后的比较,认知功能障碍的评定应尽可能采用标准化定量检查方法。

(2)在检查过程中,若患者不能按照指令进行作业,检查者应进一步给予提示。通过观察患者对提示的反馈,判断患者是否可以从提示中受益,从何种提示中受益,通过提示产生了什么样的变化。

(3)认知障碍评定的得分虽然能够提示患者存在某种认知障碍和(或)障碍的程度,但不能告知该认知障碍发生的原因。因此,检查过程中除了注意得分这一结果外,还应注意患者如何完成该项作业,如何达到最终的分数以及检查过程中所给予的提示如何对其表现产生影响。通过细致的观察,对可能的原因进行分析、判断,为选择治疗方案提供更加明确的依据。

(4)多学科参与认知障碍的研究:作业治疗师评定认知功能障碍的重点在于确定认知障碍对日常作业活动的影响。因此,认知评定更着重于观察认知障碍是否影响,在哪些方面影响和如何影响日常活动。

（5）评定的重点应根据病史、脑损伤部位、认知障碍表现来确定。特别是脑损伤部位，如左、右脑损伤，不同脑结构的损伤具有一定特征，因此有助于评定方法和评定项目的选择。

（6）若患者同时合并失语症，检查者应首先确定其语言理解（听、阅读）水平和最可靠的语言表达方式。根据情况，可采用"是"与"否"的简单问题或多选题要求患者回答也可采用一步命令（口头或文字），如果患者不能理解一步命令，则需要进一步做动作模仿检查。当患者既不能用"是"或"否"回答简单问题，也不能执行一步命令时，认知-知觉技能评定结果的可靠性将受到怀疑。

（7）听觉或视觉障碍有可能影响认知评定结果。因此，检查者在评定时应选择功能正常的感觉器官而不要通过损伤的感觉通道对认知进行评定。例如，对听力损伤者，可采用文字指令；对视觉损伤者，可采用放大的检查用品。

六、量表评定

1. 饮水试验

患者端坐，饮下 30 mL 温水，观察所需时间和呛咳情况（表 3 - 2）。

表 3 - 2　饮水试验

分级	评定内容
Ⅰ级（优）	能顺利地 1 次将水饮下
Ⅱ级（良）	分 2 次以上，能不呛咳饮下
Ⅲ级（中）	能 1 次饮下，但有呛咳
Ⅳ级（可）	能分 2 次以上饮下，但有呛咳
Ⅴ级（差）	频繁呛咳，不能全部咽下

注：正常：Ⅰ级，5 s 内；

可疑：Ⅰ级 5 s 以上或Ⅱ级；

异常：Ⅲ、Ⅳ、Ⅴ级。

2. 简易精神状态检查（MMSE）

MMSE 量表如表 3 - 3 所示。

表 3 - 3 MMSE 量表

请将得分划圈					积分	
(1) 今年是哪一年？					1	0
现在是什么季节？					1	0
现在是几月份？					1	0
今天是几号？					1	0
今天是星期几？					1	0
(2) 咱们现在是在哪个城市？					1	0
咱们现在是在哪个区？					1	0
咱们现在是在什么街？					1	0
现在是在哪个医院？					1	0
这里是第几层楼？					1	0
(3) 告诉你三种东西，我说完后，请你重复一遍。树，钟，汽车（各 1 分，共 3 分）。			3	2	1	0
(4) 100 - 7 = ? 连续 5 次（各 1 分，共 5 分）	5	4	3	2	1	0
(5) 现在请你说出我刚才让你记住的那些东西。（各 1 分，共 3 分）。			3	2	1	0
(6) （出示手表）这个东西叫什么？					1	0
（出示钢笔）这个东西叫什么？					1	0
(7) 请你跟我说"大家齐心协力拉紧绳"					1	0
(8) 我给您一张纸，请按我说的去做，现在开始："用右手拿着这张纸，用两只手把它对折起来，放在您的左腿上"（每项 1 分，共 3 分）。			3	2	1	0
(9) 请您念念这句话，并按上面的意思去做"闭上您的眼睛"。					1	0
(10) 请您给我写一个完整的句子（不可以写名字）。					1	0
(11) （出示图案）请您照着这个样子画下来？					1	0

注：判定标准
(1) 认知功能障碍：最高得分为 30 分，分数在 27～30 分为正常，分数<27 为认知功能障碍。
(2) 痴呆划分标准：文盲≤17 分，小学程度≤20 分，中学程度（包括中专）≤22 分，大学程度（包括大专）≤23 分。
(3) 痴呆严重程度分级：轻度，MMSE≥21 分；中度，MMSE 10～20 分；重度，MMSE≤9 分。

3. 日常生活活动(activities of daily living，ADL)评定

常用巴塞尔指数(Barthel index)来评定 ADL(表 3 - 4)。

表 3 - 4　巴塞尔指数评定量表

项目	0 分	5 分	10 分	15 分
大便	失禁	偶尔失禁	能控制	
小便	失禁	偶尔失禁	能控制	
修饰	需帮助	独立洗脸、刷牙、梳头、剃须		
用厕	依赖别人	需部分帮助	自理	
吃饭	完全依赖	需部分帮助	全面自理	
转移	完全依赖,不能坐	需大量帮助(2 人),能坐	需少量帮助(1 人)或指导	自理
活动(步行)	不能动	在轮椅上独立活动(体力或语言指导)	需 1 人帮助步行	独自步行(可用辅助器)
穿衣	依赖	需部分帮助	自理	
上楼梯	不能	需帮助(体力或语言指导)	自理	
洗澡	依赖	自理		

注:满分为 100 分,评分>60 分提示基本完成,60~41 分提示需要帮助,40~20 分提示需要较多帮助,<20 分提示完全需要帮助。

4. 美国国立卫生研究院卒中量表(National Institute Health of Stroke Scale，NIHSS)

NIHSS 量表如表 3 - 5 所示。

表 3 - 5　NIHSS 量表

项目	评分标准	分值	项目	评分标准	分值
意识	清醒	0	上肢运动	上举 90°10 s	0
	倦睡	1		上举 90°<10 s	1
	昏睡	2		上举<90°10 s	2
	昏迷	3		不能抗引力	3
提问(月份、年龄)	均正确	0	下肢活动	抬起 30°5 s	0
	1 项正确	1		抬起 30°<5 s	1
	均不正确	2		抬起<30°5 s	2
				不能抗引力	3

（续表）

项目	评分标准	分值	项目	评分标准	分值
执行指令（握手、睁闭眼）	均正确	0	感觉	正常	0
	1 项正确	1		部分丧失	1
	均不正确	2		完全丧失	2
眼球运动	正常	0	共济运动	正常	0
	凝视障碍	1		1 个肢体共济失调	1
	同向偏盲	2		2 个肢体共济失调	2
视野	正常	0	构音障碍	无	0
	部分偏盲	1		轻度	1
	完全偏盲	2		不能被听懂	2
面瘫	无	0	语言	正常	0
	轻瘫	1		轻度失语	1
	部分	2		重度失语	2
	完全	3		完全失语	3
忽视	无	0			
	视、听或触觉忽视	1			
	超过 1 项	2			

注：总分 42 分,0 分为无卒中症状,1～4 分提示轻度卒中,5～15 分提示中度卒中,16～20 分提示中重度卒中,21～42 分提示重度卒中。

5. 意识障碍评定量表

临床上常用格拉斯哥昏迷量表来评估患者的昏迷程度(表 3-6)。

表 3-6　格拉斯哥昏迷量表

分值	1	2	3	4	5	6
睁眼反应						
4—自动睁眼						
3—呼之睁眼						
2—疼痛引起睁眼						
1—不睁眼						
语言反应						
5—言语正常						
4—言语不当						

（续表）

分值	1	2	3	4	5	6
3—言语错乱						
2—言语难辨						
1—不语						
运动反应						
6—按吩咐动作						
5—定位性反应						
4—屈曲性反应						
3—过屈反应						
2—过伸反应						
1—无反应						
测试者						

注：总分 15 分，8 分及以下为昏迷，15～13 分为轻度颅脑损伤，12～9 分为中度颅脑损伤，8～3 分为重度颅脑损伤。

6. 持续植物状态（persistent vegetative state，PVS）临床疗效评分量表（中国南京标准 2011 年修订版）

PVS 临床疗效评分量表（中国南京标准 2011 年修订版）如表 3-7 所示。

表 3-7　PVS 临床疗效评分量表（中国南京标准 2011 年修订版）

评分	肢体运动	眼球运动	听觉功能	进食	情感	备注
0	无	无	无	无	无	
1	刺激可有屈伸反应	眼前飞物，有警觉	对声音刺激能睁眼	能吞咽	时有兴奋表现（血压、呼吸、心率增快）	
2	刺激可定位躲避	眼球持续追踪	对声音刺激能定位，偶尔能执行简单指令	能咀嚼，可执行简单指令	对情感语言（亲人），出现流泪、兴奋、痛苦等表现	出现其中 1 项即为 MCS

（续表）

评分	肢体运动	眼球运动	听觉功能	进食	情感	备注
3	可简单摆弄物件	固定注视物体或伸手欲拿	可重复执行简单指令	能进普食	对情感语言（亲人）有较复杂的反应	
4	有随意运动，能完成较复杂的自主运动	列举物体能够辨认	可完成较复杂指令	自动进食	正常情感反应	

注：（1）每次评分包括两个方面：①临床评分；②客观检查评分。

（2）临床疗效评分量表至少每月检查登记一次。

（3）总的疗效评分：①植物状态（0～1 分数值行内）。疗效：评分提高≤1 分为无效；≥2 分为好转；≥4 分为显效。②初步脱离植物状态（2 分数值行内任何一项）：微小意识状态（minimally conscious state，MCS）。③脱离微小意识状态（3～4 分数值行内）。

（4）客观检查：①神经电生理：脑电图、躯体感觉诱发电位。②特殊检测技术：磁共振成像（magnetic resonance imaging，MRI）、正电子发射计算机体层显像仪（positron emission tomography and computed tomography，PET/CT）、脑磁图等。

（5）一般医院可采用 5 项评分法，有条件的医院可采用 5＋1 评分法或 5＋2 评分法。

7. 伯格平衡量表（Berg balance scale）

临床上常用伯格平衡量表来评估平衡功能（表 3－8）。

表 3－8　伯格平衡量表

项目	得分					
	年	月	年	月	年	月
（1）由坐到站						
（2）独立站立						
（3）独立坐						
（4）由站到坐						
（5）床→椅转移						
（6）闭眼站立						
（7）双足并拢站立						
（8）站立位上肢前伸						
（9）站立位从地上拾物						
（10）转身向后看						

（续表）

项目	得分					
	年	月	年	月	年	月
（11）转身一周						
（12）双足交替踏						
（13）双足前后站						
（14）单腿站立						
总分	_____/56		_____/56		_____/56	

注：共有 14 项，每项最高 4 分，最低 0 分。<40 分提示有摔倒的危险；0～20 分提示患者需要乘坐轮椅；21～40 分提示患者可在辅助下步行；41～56 分提示患者可完全独立步行

8. 脑卒中患者临床神经功能缺损程度评分

脑卒中患者临床神经功能缺损程度评分如表 3-9 所示。

表 3-9　脑卒中患者临床神经功能缺损程度评分

观 察 项 目			评分标准
意识（最大刺激，最佳反应）	两项提问：①年龄？②现在是几月？（相差两岁或一个月算正常）	均正常 一项正常 都不正确，做以下检查	0 1
	两项指令（可以示范）：①握拳、伸掌；②睁眼、闭眼	均完成 完成一项 都不能完成，做以下检查	3 4
	强烈局部刺激（健侧肢体）	定向退让（躲避动作） 定向肢体回缩（对刺激的反射性动作） 肢体伸直 无反应	6 7 8 9
水平凝视功能	正常 侧凝视动作受限 眼球侧凝视		0 2 4
面瘫	正常 轻瘫，可动 全瘫		0 1 2

（续表）

观察项目		评分标准
言语	正常	0
	交谈有一定困难,借助表情动作表达,或语言流利但不易听懂,错语较多	2
	可简单对话,但复述困难,言语多迂回,有命名障碍	5
	词不达意	6
上肢肌力	正常Ⅴ度	0
	Ⅳ度　（不能抵抗外力）	1
	Ⅲ度　抬臂高于肩	2
	Ⅲ度　平肩或以下	3
	Ⅱ度　上肢与躯干夹角>45°	4
	Ⅰ度　上肢与躯干夹角≤45°	5
	0	6
手肌力	正常Ⅴ度	0
	Ⅳ度　（不能紧握拳）	1
	Ⅲ度　握空拳,能伸开	2
	Ⅲ度　能屈指,不能伸	3
	Ⅱ度　屈指不能及掌	4
	Ⅰ度　指微动	5
	0	6
下肢肌力	正常Ⅴ度	0
	Ⅳ度　（不能抵抗外力）	1
	Ⅲ度　抬腿45°以上,踝或趾能动	2
	Ⅲ度　抬腿45°左右,踝或趾不能动	3
	Ⅱ度　抬腿离床不足45°	4
	Ⅰ度　水平移动,不能抬高	5
	0	6
步行能力	正常行走	0
	独立行走5 m以上,跛行	1
	独立行走,需扶杖	2
	有人扶持下可以行走	3
	自己站立,不能走	4
	坐不需支持,但不能站立	5
	卧床	6

注：最高分45分,最低分0分。0~15分提示轻型,16~30分提示中型,31~45分提示重型。

9. 注意事项

注意对两侧进行对比。

第四章　意识障碍的分类

一、定义

意识(consciousness)是指人对环境和自身状态的认知与觉察能力,是大脑高级神经中枢功能活动的综合表现。正常人意识清晰,定向力正常,反应敏锐精确,思维和情感活动正常,语言流畅、准确,表达能力良好。凡能影响大脑功能活动的疾病均可引起程度不等的意识改变,称为意识障碍。患者可出现兴奋不安、思维紊乱、语言表达能力减退或失常、情感活动异常、无意识动作增加等。根据意识障碍的程度可将其分为嗜睡、意识模糊、昏睡、谵妄以及昏迷。

二、适用范围

包括嗜睡、意识模糊、昏睡、谵妄以及昏迷状态等。

三、临床意义

判断患者意识状态多采用问诊,通过交谈了解患者的思维、反应、情感、计算及定向力等方面的情况。对较为严重者,尚还应进行痛觉试验、瞳孔对光反射等检查,以确定患者意识障碍的程度。

四、使用工具

无需工具。

五、检查方法

1) 嗜睡:是最轻的意识障碍,是一种病理性倦睡,患者陷入持续的睡眠状态,可被唤醒,并能正确回答和做出各种反应,但当刺激去除后很快又再入睡。

2) 意识模糊:是意识水平轻度下降,较嗜睡更深的一种意识障碍。患者能保持简单的精神活动,但对时间、地点、人物的定向能力发生障碍。

3) 昏睡:是接近于人事不醒省的意识状态。患者处于熟睡状态,不易唤醒。虽在强烈刺激下(如压迫眶上神经,摇动患者身体等)可被唤醒,但很快又再入睡。醒时答话含糊或答非所问。

4) 谵妄:是一种以兴奋性增高为主的高级神经中枢急性活动失调状态,临床上表现为意识模糊、定向力丧失、感觉错乱(幻觉、错觉)、躁动不安、言语杂乱。谵妄可发生于急性感染的发热期间,也可见于某些药物中毒(如颠茄类药物中毒、急性酒精中毒)、代谢障碍(如肝性脑病)、循环障碍或中枢神经疾患等。由于病因不同,有些患者可以康复,有些患者可发展为昏迷状态。

5) 昏迷:是严重的意识障碍,表现为意识持续的中断或完全丧失。按其程度可分为3个阶段。

(1) 轻度昏迷:意识大部分丧失,无自主运动,对声、光刺激无反应,对疼痛刺激尚可出现痛苦的表情或肢体退缩等防御反应。角膜反射、瞳孔对光反射、眼球运动、吞咽反射等可存在。

(2) 中度昏迷:对周围事物及各种刺激均无反应,对于剧烈刺激可出现防御反射。角膜反射减弱,瞳孔对光反射迟钝,眼球无转动。

(3) 深度昏迷:全身肌肉松弛,对各种刺激全无反应。深、浅反射均消失。

第五章 知觉评定方法

一、定义

知觉障碍是指在感觉传导系统完整的情况下，大脑皮质联合区特定区域对感觉刺激的解释和整合障碍，可见于各种原因所致的局灶性或弥漫性脑损伤患者。

二、适用范围

（1）躯体构图障碍：躯体失认、单侧忽略、左右分辨障碍、手指失认、疾病失认。

（2）视空间关系障碍：图形背景分辨障碍、形态恒常性识别障碍、空间关系障碍、空间定位障碍、地形定向障碍、结构性失用、穿衣失用。

（3）失认症：视觉失认、听觉失认、触觉失认。

（4）失用症：意念性失用、意念运动性失用。

三、临床意义

评定患者知觉状态，辅助评估感知觉障碍类型、程度；确定适宜的治疗目标和判断康复治疗的效果。

四、使用工具

量表、识别物品等。

五、操作方法

1. 躯体构图障碍

（1）单侧忽略：①二等分线段测验；②划销测验；③画图测验；④双侧同时刺激检查；⑤功能检查包括阅读、写字、命名放在患者视野中线上的物品等。

（2）左右分辨障碍：①按照口令做动作；②动作模仿，检查者做一个动作要求患者模仿。

（3）躯体失认：①观察内容包括患者如何摆放偏瘫的肢体，患者如何看待自己的偏瘫肢体；②按照指令指出人体部位；③要求患者模仿检查者的动作；④检查者要求患者回答以下问题：一般来说，一个人的牙齿是在嘴的里面还是外面？你的腿是在你的胃下面吗？你的脚和胃，哪一个离你的鼻子更远？你的嘴是在眼睛的上方吗？脖子和肩膀，哪一个距离你的嘴更近？你的手指是在肘和手之间吗？什么在你的头顶上，头发还是眼睛？你的背是在前面还是在后面？正常者应能在合理的时间内正确回答所有问题；⑤给患者一支笔和一张白纸，嘱患者在纸上画一个人。

（4）手指失认：①手指图指认；②命名指认；③动作模仿；④绘图。

（5）疾病失认：①躯体感觉检查；②通过交谈观察患者是否意识到瘫痪的存在；对于瘫痪的主观感觉（是否漠不关心）；如何解释胳膊为什么不能动。

2. 视空间关系障碍

（1）图形背景分辨困难：辨认重叠图形；功能检查：可选择在卧室里，从白床单上拿起白色的浴巾或洗脸毛巾；穿衣时找到袖子、扣子、扣眼儿以及衬衫的下部；在厨房里，从柜橱里找出一件用具或从未按分类摆放的抽屉中找出勺子,或将衬衣按袖子的长短分开摆放。

(2) 空间定位障碍:①绘图;②图片检查;③功能性检查(实物定位)。

(3) 空间关系障碍:①连接点阵图;②复制十字标;③结构性运用检查;④ADL检查。

(4) 地形定向障碍:①了解日常情况(有无迷路的情况);②使用地图;③功能评定。

(5) 形态恒常性识别障碍:将物品非常规摆放,如反放手表,或将形状相似、大小不同的几种物品混放在一起,要求患者一一辨认。

(6) 距离与深度知觉障碍:距离知觉检查,深度知觉检查。

(7) 结构性失用:①复制几何图形;②复制图画;③复制模型;④拼图;⑤功能活动(采用立体拼插、组装玩具进行实物组装)。

(8) 穿衣失用:采用功能评定方法。嘱患者脱或穿上衣,观察其动作表现。如患者是否不能决定从哪个部位开始穿或从哪儿找到袖孔,是否忽略穿身体左半侧的衣服,是否穿衣时将衣服的里外及前后颠倒,扣子是否扣到错误的扣眼。

3. 失认症

1) 视觉失认:包括物体失认、面容失认、颜色失认及同时失认。

(1) 物体失认:①物品命名;②物品特征描述和模仿应用;③复制图画;④提示性视觉分辨;⑤触摸命名。

(2) 面容失认:①面部特征描述;②面部识别和命名;③面部匹配;④其他特征识别。

(3) 颜色失认:①颜色辨别;②颜色分类(颜色-物品匹配检查);③颜色命名(视觉-言语检查);④颜色知识(非颜色视觉检查)及应用。

(4) 同时失认:①数点;②描述或复制图画。

2) 听觉失认:①听力检查,可采用粗测或精测方法进行检查;②非言语性听觉失认,检查时可在患者背后发出各种不同声响,如敲门、杯子相碰、拍手等,看患者能否判断是什么声音;③言语性听觉失认,检查包括听理解、阅读理解、书写、自发语、复述、听写。

3) 触觉失认:①深、浅感觉及复合感觉检查;②物品的语义相关性检查;③物品的触觉性命名;④物品的触觉性选择;⑤几何图形的触觉性选择;

⑥视觉识别,要求患者看物品图片后对其命名,或语义相关性检查。

4. 失用症

包括意念性失用和意念运动性失用。

(1)执行动作口令,根据检查者的口令用手势演示(哑剧性表演)一个及物动作,如"做一个刷牙的动作"。

(2)视觉性动作模仿,由于失用症常与失语症并存,因此对于严重失语症患者而言,采用视觉呈现的方式让被检查者模仿检查者的动作或行为。

(3)触觉性实物操作,使用实物进行操作。

六、结果解读

躯体构图障碍、失用症通常由顶叶损伤引起;视空间关系障碍通常由顶叶损伤、大脑右半球后部损伤引起;失认症可由枕叶、顶叶损伤引起。

第六章 疼痛检查方法

一、定义

疼痛检查(pain check)是通过问诊、视诊、运动检查、触诊等方法来评价疼痛的性质、强度、部位、阈值等的检查方法。

二、适用范围

各种疼痛的评估。

三、临床意义

寻找疼痛的原因,进而治疗和消除疼痛。

四、使用工具

面部表情分级评分(faces rating scale,FRS):这种评估方法简单、直观、形象易于掌握,不需要任何附加设备,特别适用于急性疼痛者、老人、小儿、文化程度较低者、表达能力丧失者及认知功能障碍者。

评估分级(图6-1):0～5级。0级:非常愉快,无疼痛;1级,有一点疼痛;2级,轻微疼痛;3级,疼痛较明显;4级,疼痛较严重;5级,剧烈疼痛。

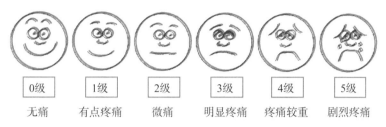

0级	1级	2级	3级	4级	5级
无痛	有点疼痛	微痛	明显疼痛	疼痛较重	剧烈疼痛

图6-1 面部表情分级评分

五、操作方法

(1)先通过问诊(视诊)获得患者疼痛的基本信息(如疼痛部位、发生的时间、经过、性质等),可以使用 FRS 来评价疼痛的级别。

(2)通过运动检查确认疼痛的诱发部位、增强的程度。首先通过自主运动,然后通过被动运动进行评价。

(3)通过触诊进行疼痛的确认。

六、结果解读

根据评估收集的患者疼痛的信息,来确认患者疼痛的程度和部位。

七、注意事项

(1)问诊时要注意不要使用诱导性的语言。

(2)运动检查时要注意检查顺序为从自主运动到被动运动,注意运动的速度及左右对比。

第七章 认知功能检查方法

一、定义

认知功能检查（cognitive function test）是指对人的记忆、语言、视空间、执行、计算和理解判断等方面的认知功能进行检查。

二、适用范围

一般用于老年人群的认知能力的检查。

三、临床意义

通过认知功能检查可以早期发现重点人群，对早发现、早诊断、早治疗有着重要的意义。

四、使用工具

1. 改良长谷川痴呆量表

改良长谷川痴呆量表主要考察患者的定向、记忆、日常知识和计算功能

（表7－1）。

表7－1 改良长谷川痴呆量表

询问内容		得分			
		错误	正确		
定向力	（1）今天是几月？几日？星期几？	0	1	2	3
	（2）你现在在什么地方？	0	2.5		
	（3）你多大年纪？	0	2		
记忆力	（4）你在这里住了多久？	0	2.5		
	（5）你在什么地方出生？	0	2		
	（6）新中国何时成立？（年、月、日）	0	1.5	2.5	3.5
日常知识	（7）1年有多少天？	0	2.5		
	（8）总理是谁？主席是谁？	0	1.5	3	
计算力	（9）100－7＝？再减7＝？	0	2	4	
近记忆	（10）倒数数字，如682→286,3529→9253	0	2	4	
	（11）5个物体任意拿走一个,问少了什么？	0	0.5	1.5	2.5	3.5

注：总分为32.5分；≥30分为智能正常；29.5～20分为轻度智能低下；19.5～10分为中度智能低下；<10分为重度智能低下；<15分者可诊断为痴呆。

2. 简易精神状态检查（MMSE）

详见第三章。

五、操作方法

（1）操作者将用物准备齐全,询问受试者的意愿。
（2）操作者按照统一的检查标准对受试者进行检查。

六、结果解读

见使用工具1和2后的标注。

七、注意事项

（1）检查过程中要注意规范用语。

（2）结束之后按照评分标准进行判定。

第八章 关节活动度的检查方法

一、定义

关节活动度（range of motion，ROM）是指关节运动时所通过的运动弧或转动的角度。

二、适用范围

关节活动度分为主动关节活动度和被动关节活动度，前者是由肌肉主动收缩产生，后者由外力产生，无肌肉的随意运动。

三、临床意义

关节活动度是评定关节运动功能损害的范围与程度的指标之一。其主要目的是：确定是否有关节活动受限，发现影响关节活动的原因；确定关节活动受限的程度；确定适宜的治疗目标和判断康复治疗的效果。

四、使用工具

量角器、皮尺。

五、操作方法

（1）舒适体位。

（2）暴露测量的关节。

（3）确定测量关节的骨性标志。

（4）专人测量。

（5）主动关节活动度测量、被动关节活动度测量（以划线方式定位）。

（6）正确找准运动轴、固定臂、移动臂。

六、结果解读

1. 肩关节活动度

（1）前屈 70°～90°，后伸 50°，前屈上举 150°～170°（图 8-1）。

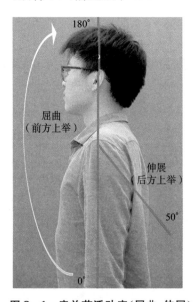

图 8-1　肩关节活动度（屈曲、伸展）

（2）外展 80°～90°，内收 20°～40°，外展上举 180°（图 8 - 2）。

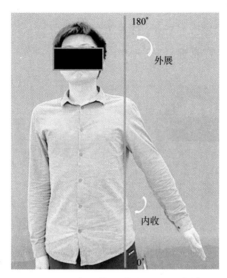

图 8 - 2 肩关节活动度（外展、内收）

（3）外旋 45°～60°，内旋 45°～70°（图 8 - 3）。

（4）上举 180°。

（5）水平外或者内旋转 70°。

（6）水平前屈 135°，水平后伸 45°～50°。

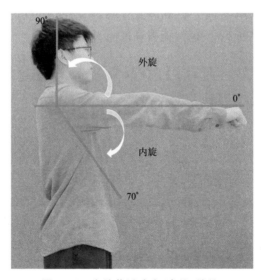

图 8 - 3 肩关节活动度（内旋、外旋）

2. 肘、尺桡、腕关节活动度

（1）肘关节屈曲 135°～150°，肘关节后伸 10°。

（2）尺桡关节旋前或旋后 80°～90°（图 8 - 4）。

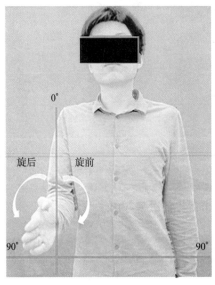 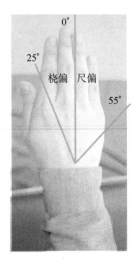

图 8 - 4　尺桡关节活动度（旋前、旋后）　　图 8 - 5　腕关节活动度（桡偏、尺偏）

（3）腕关节桡偏 25°～30°，腕关节尺偏 30°～40°（图 8 - 5）。

（4）腕关节掌屈 50°～60°，腕关节背伸 35°～60°（图 8 - 6）。

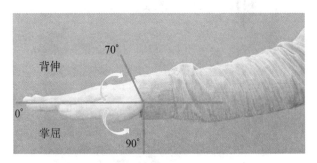

图 8 - 6　腕关节活动度（掌屈、背伸）

（5）腕关节强力掌屈 90°，强力背伸 90°。

3. 手指关节活动度

（1）掌指关节屈曲 90°。

（2）近段指间关节屈曲 90°。

（3）远端指间关节屈曲 60°。

（4）掌指关节背伸 30°。

（5）拇指腕掌关节内收 45°。

（6）拇指腕掌关节外展 40°。

4. 髋关节活动度

（1）屈曲 130°～140°（图 8 - 7）。

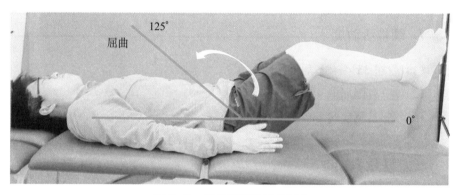

图 8 - 7　髋关节活动度（屈曲）

（2）后伸 0°～10°。

（3）伸髋位内旋 40°～50°，外旋 30°～40°。

（4）屈髋位内旋 30°～40°，外旋 40°～45°。

（5）外展 30°～45°，内收 20°～30°。

5. 膝、踝关节活动度

（1）膝关节屈曲 130°～140°，伸展 5°～10°（图 8 - 8）。

（2）踝关节背屈 20°～30°，跖屈 40°～50°。

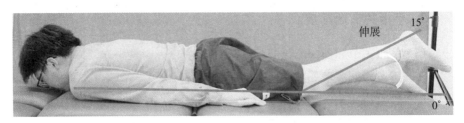

图 8-8　膝关节活动度(伸展)

6. 足和足趾活动度

(1) 外翻 30°～35°,内翻 0°～30°。

(2) 外展 0°～25°,内收 0°～25°。

(3) 跖趾关节屈曲 30°～40°,伸展 40°～50°。

7. 颈椎活动度

(1) 前屈 35°～45°,后伸 35°～45°。

(2) 左/右侧屈曲 45°。

(3) 左/右侧旋转 60°～80°。

七、注意事项

注意两侧对比。

第九章　肌张力的评定

一、定义

肌张力：肌肉静止松弛状态下的紧张度，被动牵拉时肌肉产生的阻力。

二、适用范围

神经病变（如上运动神经元或下运动神经元损伤或疾患）所导致的肌张力异常（如增高、降低或波动）；肌肉病变引起的肌肉萎缩或肌力减弱；制动、运动减少或其他原因引起的肌肉失用性改变所导致的肌张力改变。

三、临床意义

提供治疗前的基础评定，提供制定治疗方案和选择治疗方法的依据，评价各种治疗的疗效。

四、使用工具

无需工具。

五、操作方法

1. 整体检查

整体检查内容见表9-1。

表9-1 整体检查

视诊	右	□亢进　□减弱 □其他（　　）	左	□亢进　□减弱 □其他（　　）
触诊	右	□亢进　□减弱 □其他（　　）	左	□亢进　□减弱 □其他（　　）

2. 改良阿什沃思量表（modified Ashworth scale，MAS）

改良阿什沃思量表根据关节被动运动阻力来分级肌张力，评定痉挛（表9-2）。

表9-2 改良阿什沃思量表

分级	评定标准
0级	无肌张力的增加
1级	肌张力轻度增加，受累部分被动屈伸时，ROM末出现突然的卡住和释放，或出现最小的阻力
1+级	肌张力轻度增加，被动屈曲时，在ROM后50%范围内突然出现卡住，当继续把ROM检查进行到底时，始终有小的阻力
2级	肌张力较明显地增加，通过ROM的大部分时，阻力均较明显地增加，但受累部分仍能较容易地被移动
3级	肌张力严重增高，进行被动ROM检查有困难
4级	僵直，受累部分不能屈伸

3. 被动运动检查（仰卧位）

被动运动检查部位及起始体位见表9-3。

表 9 - 3　被动运动检查（仰卧位）

检查部位	起始体位
腕关节掌屈、背伸	肘 90°屈曲位 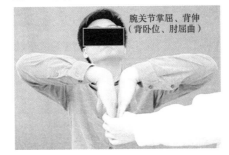
前臂旋前、旋后	肘 90°屈曲位
肘关节屈伸	肘 90°屈曲位 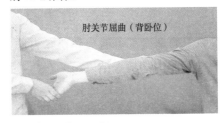
肩关节外展	肘 90°屈曲位
髋关节屈伸	
髋关节内收、外展	
踝关节背屈、跖屈	髋、膝关节屈曲位 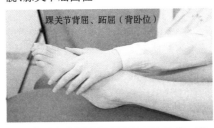
颈部屈伸、侧屈、回旋	颈部探出床边

4. 反射检查

反射检查内容见表 9 - 4。

表9-4 反射检查

检查部位	基本肢位
手(腕)	仰卧位,屈肘摆动
足	仰卧位,用力左右摆动膝盖
下肢	以坐姿抬起下肢离开

六、结果解读

肌张力降低,肌张力增高,肌张力正常。

七、注意事项

(1)除了反射弧上的病变都可能导致肌张力的变化外,肌腱的挛缩、关节的强直等都会影响肌张力的检查结果。

(2)肌张力的检查应在温暖的环境和舒适的体位下进行,让受试者尽量放松。

(3)检查者活动受试者肢体时,应以不同速度和幅度来回运动,并对两侧进行对比。

第十章 肌力的评定

一、定义

肌力是肌肉主动收缩或紧张时表现出来的力量,以及肌肉运动时对抗阻力的能力,即随意运动时肌肉收缩的力量。肌力评定是测定受试者在主动运动时肌肉和肌群产生的最大收缩力量。肌力评定是对神经、肌肉功能状态的一种检查方法,也是评定神经、肌肉损害程度和范围的一种重要手段。

二、适用范围

健康人群及各种原因引起的肌力减弱,包括废用性、肌源性、神经源性和关节源性等。

三、临床意义

判断有无肌力下降及肌力下降的程度与范围。为制订治疗、训练计划提供依据;检验神经肌肉病变的恢复程度和速度,以明确治疗、训练的效果并为制定进一步治疗计划提供依据。

四、评级标准

常用 Lovett 分级评定标准评估肌力（表 10 - 1）。

表 10 - 1 Lovett 分级评定标准

分级	名称	评 级 标 准
0	零	未触及或未观察到肌肉的收缩
1	微	可触及或者观察到肌肉的收缩，但不能引起关节活动
2	差	无重力影响下，能够完成全关节活动范围的活动
3	好	能够抗重力完成全关节活动范围的活动，但无法抵抗阻力
4	良	能够抗重力及中等阻力，完成全关节活动范围的活动
5	正常	能够抗重力及最大阻力，完成全关节活动范围的活动

五、使用工具

无需工具。

六、操作方法

1. 徒手肌力评定（manual muscle test，MMT）上肢肌力检查

MMT 上肢肌力检查见表 10 - 2，表格括号中的数字代表肌力评级。

表 10 - 2 MMT 上肢肌力检查

MMT		主动作肌	髓节	神经
肩胛骨	外展、上方回旋	前锯肌	$C_5 \sim C_7$	胸
	上举(5/4/3)	斜方肌(上)、肩胛提肌	$C_3 \sim C_5$	副、肩胛背
	内收、下方回旋(2/1)	大、小菱形肌	C_5	肩胛背

（续表）

MMT			主动作肌	髓节	神经
肩	屈曲前方上举		三角肌（前、中）、喙肱肌	$C_5 \sim C_6$ $C_6 \sim C_7$	腋、肌皮
	肩胛骨面上举		三角肌（前、中）、冈上肌	$C_5 \sim C_6$	腋、肩胛上
	外展		三角肌（中）、冈上肌	$C_5 \sim C_6$	腋、肩胛上
	水平外展（2/1）		三角肌（后）	$C_5 \sim C_6$	腋
肘	屈曲（5/4/3/2）	旋后	肱二头肌	$C_5 \sim C_6$	肌皮
		旋前	肱肌		肌皮
		中间	肱桡肌		桡
	伸展（2/1）		肱三头肌	$C_7 \sim C_8$	桡
前臂	旋后		旋后肌、肱二头肌	$C_5 \sim C_6$	桡 肌皮
	旋前		旋前圆肌、旋前方肌	$C_6 \sim C_7$ $C_6 \sim C_8$	正中
手	屈曲（掌屈）	桡侧	桡侧腕屈肌	$C_6 \sim C_7$	正中
		尺侧	尺侧腕屈肌	$C_8 \sim T_1$	尺
	伸展（背屈）	桡侧	桡侧腕长、短伸肌	$C_6 \sim C_7$	桡
		尺侧	尺侧腕伸肌	$C_6 \sim C_8$	

注意：①在测量肩胛骨和上肢之前，作为初步检查，要检查有无翼状肩胛以及肩部高度的不对称性，还要确认肩胛骨的运动。②分级时，要考虑肩胛骨的节律运动。

2. MMT 下肢肌力检查

MMT 下肢肌力检查见表 10-3，表格括号中的数字代表肌力评级。

表 10-3　MMT 下肢肌力检查

MMT		主动作肌	髓节	神经
髋	屈曲（5/4/3）	腰大肌、髂肌	$L_2 \sim L_4$	股
	屈曲、外展膝关节屈曲并外旋大腿（5/4/3）	缝匠肌	$L_2 \sim L_3$	股
	外旋（5/4/3）	股方肌、闭孔外肌、闭孔内肌、臀大肌、上孖肌、下孖肌、梨状肌	$L_3 \sim S_2$	闭孔

（续表）

MMT		主动作肌	髓节	神经
	内旋(5/4/3)	臀小肌、臀中肌、阔筋膜张肌	$L_4 \sim S_1$	臀上
膝	伸展(5/4/3)	股四头肌	$L_2 \sim L_4$	股
足	内翻	胫骨后肌	$L_5 \sim S_1$	胫
	背屈及足内翻	胫骨前肌	$L_4 \sim S_1$	腓深
	跖屈及足外翻	腓骨长肌、腓骨短肌	$L_5 \sim S_1$	腓浅

注意：①在侧卧位的检查中,为了获得稳定性,将下肢保持在屈曲位。②固定骨盆并保持与躯干和髋关节的正确对齐。③把膝盖抱起来,像支撑着小腿一样。④在下肢的第2阶段的检查中,夹住小腿远端,除去重力。

3. MMT 仰卧位检查

MMT 仰卧位检查见表 10-4,表格括号中的数字代表肌力评级。

表 10-4　MMT 仰卧位检查

MMT		主动作肌	髓节	神经
肩	水平内收	胸大肌	$C_5 \sim T_1$	胸外侧、胸内侧
	外展(2/1)	三角肌(中)、冈上肌	$C_5 \sim C_6$	腋、肩胛上
肘	屈曲(2/1)	肱二头肌、肱肌、肱桡肌	$C_5 \sim C_6$	肌皮、桡
髋	屈曲(1)	腰大肌、髂腰肌	$L_2 \sim L_4$	股、腰丛
	屈曲、外展膝关节屈曲并外旋大腿(2/1)	缝匠肌	$L_2 \sim L_3$	股
	外展(2/1)	臀中肌、臀小肌	$L_4 \sim S_1$	臀上
	膝关节屈曲并外旋大腿(2/1)	阔筋膜张肌	$L_4 \sim L_5$	臀上
	内收(2/1)	大收肌、长收肌、短收肌、骨薄肌、耻骨肌	$L_2 \sim L_4$	闭孔（股）
	外旋(2/1)	闭孔外肌、闭孔内肌、臀小肌、上孖肌、下孖肌、梨状肌	$L_3 \sim S_2$	闭孔、骶
	内旋(2/1)	臀中肌、臀小肌、阔筋膜张肌	$L_4 \sim S_1$ $L_4 \sim L_5$	臀上

(续表)

MMT		主动作肌	髓节	神经
膝	伸展(1)	股四头肌	$L_2 \sim L_4$	股
头	伸展(2/1)	头后大、小直肌、头最长肌、头夹肌、头上、下斜肌、斜方肌上部	$C_1 \sim C_5$	枕大、颈丛、副
	屈曲	头外侧直肌、头长肌	$C_1 \sim C_3$	颈丛
颈	伸展(2/1)	颈长肌、颈半棘肌、斜方肌、颈夹肌	$C_1 \sim C_7$	副、颈神经后支
	屈曲	胸锁乳突肌	$C_2 \sim C_3$	副
	复合屈曲	胸锁乳突肌、颈长肌、前斜角肌、前头长肌、外侧头长肌、头长肌	$C_1 \sim C_7$	颈神经前支
	回旋(5/4/3)	颈部回旋肌群	$C_2 \sim C_3$	副
躯干	屈曲	腹直肌	$T_7 \sim T_{12}$	肋间
	回旋	腹内、外斜肌	$T_5 \sim T_{12}$ $T_8 \sim T_{12}$	肋间
骨盆	上举	腰方肌	$T_7 \sim T_{12}$	腰

4. MMT 俯卧位检查

MMT 俯卧位检查见表 10-5，表格括号中的数字代表肌力评级。

表 10-5 MMT 俯卧位检查

MMT		主动作肌	髓节	神经
肩胛骨	上举(2/1)	斜方肌(上)、肩胛提肌	$C_3 \sim C_5$	副、肩胛背
	向下内收	斜方肌(下)	$C_3 \sim C_4$	副
	内收	斜方肌(中)、大、小菱形肌	$C_3 \sim C_4$ C_5	副、肩胛背
	内收、下方回旋(5/4/3)	大、小菱形肌	C_5	肩胛背
肩	伸展	背阔肌、三角肌(后)、大圆肌	$C_6 \sim C_8$ $C_5 \sim C_6$	胸背、腋、肩胛下
	外旋	冈下肌、小圆肌	$C_5 \sim C_6$ C_5	肩胛上、腋

（续表）

MMT			主动作肌	髓节	神经
	内旋		肩胛下肌、大圆肌、背阔肌、胸大肌	$C_5 \sim T_1$	肩胛下、胸背、胸
肘	伸展(5/4/3)		肱三头肌	$C_6 \sim C_8$	桡
髋	伸展	膝屈曲	臀大肌	$L_5 \sim S_2$	臀下
		膝伸展	半腱、半膜肌、股二头肌长头	$L_5 \sim S_2$	坐骨
膝	屈曲	小腿外旋(5/4/3/1)	股二头肌(长、短)	$L_5 \sim S_2$	坐骨
		小腿内旋(5/4/3/1)	半腱、半膜肌	$L_4 \sim S_1$	坐骨
足	跖屈(2/1)		腓肠肌	$L_5 \sim S_1$	胫
头	伸展(5/4/3)		头后大、小直肌、头最长肌	$C_1 \sim C_5$	颈丛、副
颈	伸展(5/4/3)		颈最长肌、颈半棘肌	$C_1 \sim C_7$	颈神经后支
	复合伸展		斜方肌	$C_2 \sim C_5$	副、颈
躯体	伸展		竖脊肌群	$T_1 \sim L_5$	颈神经后支

注意：在测定躯干肌肉之前，先测定颈部、髋关节的肌肉群。如果观察到肌肉无力，则协助颈部运动。同样，在测量前应检查髋关节的肌肉力量，如果臀部肌肉力量较弱，则应固定骨盆。

七、注意事项

（1）向受试者说明检查的目的、步骤和方法等，消除其紧张心理，取得其充分理解和合作。

（2）检查者测试动作应标准化，采取正确的测试姿势，近端肢体固定于适当体位，防止出现替代动作。

（3）患者的状态以及合作情况对肌力检查均有影响，因此应避免在患者疼痛、疲劳、运动后或饱餐后做肌力测定。

（4）因正常肢体的肌力也有生理性改变，因此每次测试都应进行左右对比,尤其在 4 级和 5 级肌力进行鉴别时,更应做与健侧的对比观察。一般认为左右两侧差异大于 10%有临床意义。

（5）肌力器械测试时,持续的等长收缩可影响心脏和血压,故对有明确的高血压和心脏病的患者禁用;不适用中枢神经系统疾病致病的患者。

第十一章 平衡功能评定

一、定义

平衡(balance)是指人体所处的一种稳定状态及不论处在何种位置,当运动或受到外力作用时,能自动调整并维持姿势的能力。

二、适用范围

中枢神经系统损伤,前庭功能损伤以及各类肌肉骨骼系统疾病或损伤。

三、临床意义

了解评定对象是否有平衡障碍,确定平衡障碍的程度、类型,分析引起平衡障碍的原因,依据评定结果协助康复计划的制订与实施,对平衡障碍治疗训练效果进行评估,以及帮助研制平衡障碍评定与训练的新设备。

四、使用工具

观察法不需要工具。量表法常用的有 Fugl-Meyer 量表、Berg 平衡量表等;定量评定需平衡仪测试。

五、操作方法

（1）在静止状态下：①能独立维持体位；②在一定时间对外界变化发生反应，并做出必要姿势调整；③具备正常的平衡反应。

（2）完成某项运动时：①能精确地完成；②能回到原位或维持新的体位；③能完成不同速度的运动，包括加速和减速、突然停下和开始。

（3）在一个动态支撑点保持平衡。

（4）在用力时维持平衡（如推一个物体）。

（5）在睁眼、闭眼时能控制姿势。

六、结果解读

以 Berg 平衡量表为例，测试结果解读如表 11-1 所示。

表 11-1 平衡评定结果解读

0～20 分	提示平衡功能差，患者需坐轮椅
21～40 分	提示有一定的平衡能力，患者可在辅助下步行
41～56 分	平衡功能较好，患者可独立步行
＜40 分	提示有跌倒的危险

七、注意事项

测评者需向受试者示范测试项目和（或）给予指导。如果某个项目测试 1 次不成功需要再次测试，则记分时记录此项目的最低得分。大多数项目中，受试者在要求的位置上需保持一定时间。不能达到所要求的时间或距离，或需要监护，或需要外界支持或测评者的帮助，则按照评定标准给予相应的分数。受试者要意识到完成每项任务时必须保持平衡。

第十二章　步态分析

一、定义

步态(gait)是指人体步行时的姿态和行为特征,人体通过髋、膝、踝、足趾的一系列连续活动,使身体沿着一定方向移动的过程。步态分析(gait analysis)就是研究步行规律的检查方法。

二、适用范围

健康人群以及神经系统或骨骼运动系统病变或损伤影响行走功能者,如脑外伤或脑卒中引起的偏瘫、帕金森病、小脑疾患、脑瘫、截肢后安装义肢、髋关节置换术后等。

三、临床意义

揭示步态异常的关键环节及影响因素,从而指导康复评估和治疗,有助于临床诊断、疗效评估及机理研究等。

四、使用工具

行走通道、秒表、皮尺、滑石粉或墨汁等。

五、操作方法

被观察对象需采用自然步态行走。观察包括前面观、侧面观和后面观。需要注意全身姿势和步态,包括步行节律、稳定性、流畅性、对称性、重心偏移、手臂摆动、诸关节姿态与角度、患者神态与表情、辅助装置(矫形器、助行器)的作用等。测量法:患者在规定距离(一般为 6～10 m)的道路上行走,用秒表计时,用滑石粉或墨水使患者行走时能在规定走道上或地面铺的白纸上留下足印,每侧足不少于 3 个连续足印,以便分析左右两侧各项数值。

六、结果解读

图 12-1 为步态分析,图 12-2 为步态基本参数,表 12-1 为观察步态的要点。

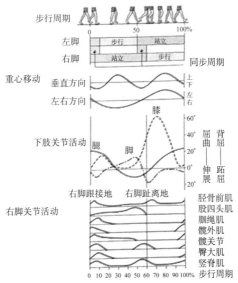

图 12-1　步态分析

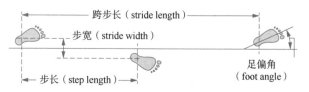

图 12－2　步态基本参数

表 12－1　观察步态的要点

观察项目	观察项目
（1）节奏（Cadence）	（6）骨盆
① 对称	① 前轻、后倾
② 节律	② 上抬、水平
（2）疼痛	（7）膝关节
① 部位	① 屈、伸
② 时间	② 稳定性
（3）步伐（Stride）	（8）踝关节
平稳、不稳	① 背伸
（4）肩关节	② 外翻、内翻
① 下沉、上抬	（9）足部
② 前伸、回缩	足跟触地
（5）躯干	（10）支撑面
① 屈曲	① 稳定、不稳
② 摇摆	② 宽、窄

七、注意事项

（1）由远端到近端，即从足、踝关节观察开始，依次评定膝关节、髋关节、骨盆及躯干；先观察矢状面，再从冠状面观察患者的行走特征；在观察一个具体关节或部位时，应将首次着地作为评定的起点。表 12－2 为常见的异常步态，表 12－3 为义肢异常步态。

（2）按步行周期的顺序观察。

（3）观察患者是否有保持直立姿势的平衡能力，其重心投影线是否可控制在支撑底面内。

表 12－2　常见的异常步态

部位	支撑相障碍	摆动相障碍
髋	髋关节内收或屈曲过度	髋关节屈曲受限或对侧髋关节后伸受限、髋关节内收受限
膝	膝关节屈曲或过伸、膝内翻或外翻过度	膝僵硬
足踝	足踝内外翻、足趾屈曲、踇趾背屈、踝背屈过度	垂足

表 12－3　义肢异常步态

异常步态	原因
（1）外展步态（abducted gait） 患者义肢摆动期均外展大腿使脚抬离地面，步宽较大；常伴随骨盆向一侧的突出移动和躯干倾斜	a. 义肢太长 b. 义肢支撑不充分 c. 髋关节过度外展 d. 侧壁内收不充分，内壁陡或过高 e. 膝关节闭锁 f. 外展肌挛缩 g. 疼痛 h. 害怕感或怕跌倒
（2）身体向假肢侧倾斜（lateral bending of trunk） 义肢支撑阶段，躯干向义肢侧倾斜的状态	a. 义肢太短 b. 疼痛 c. 接受腔外展 d. 侧壁内收不充分，内壁陡或过高 e. 外展对线不良 f. 外展肌无力
（3）踮脚（vaulting） 站立期膝关节向前外侧倾斜抖动；为防止义肢碰到健侧腿，患者经常将义肢外展行走；躯干向义肢侧倾斜的状态	a. 义肢太长 b. 膝摩擦不足 c. 接受腔小 d. 悬吊不合适 e. 踮屈过度
（4）划弧步态（circumduction gait） 摆动相，义肢外侧画圆弧的状态	a. 义肢太长 b. 膝关节闭锁 c. 屈膝不足 d. 悬吊不合适 e. 踮屈过度
（5）甩腿样步态（whip） 脚跟离地时，膝和踝关节处运动方向相反，呈现出向外侧或内侧的甩腿状态	a. 悬吊不合适 b. 膝过度内旋（外侧鞭打） c. 膝过度外旋（内侧鞭打）

（续表）

异常步态	原因
（6）足拍打地面（foot slap） 脚跟着地至全脚掌着地过快，产生拍打地面的声音	a. 足跟垫或踝缓冲器过软 b. 过度背屈 c. 伸膝控制能力不足
（7）足跟着地时足旋转（rotation at heel contact） 足跟着地时，义肢侧足向外旋转的状态	a. 足跟垫或踝缓冲器僵硬 b. 义肢与鞋适配不良 c. 接受腔腘窝部形状不正
（8）踵上升不均齐（uneven heel raise）	a. 膝关节摩擦力不足 b. 延伸附件松或紧
（9）时间不均齐（uneven timing） 单步时间不均，通常表现为义肢侧支撑期缩短	a. 适配不当引起的疼痛 b. 害怕感或怕跌倒 c. 平衡能力差
（10）屈膝过度（excessive knee flexion） 着地时屈膝过度，使患者在平地走路时有下斜坡的感觉	a. 踝屈不足 b. 足跟垫或踝缓冲器过硬 c. 接受腔屈曲过度 d. 接受腔对线太靠前
（11）屈膝不足（insufficient knee flexion） 着地时屈膝减弱，患者在平地步行时有上斜坡的感觉	a. 踝屈过度 b. 足跟垫或踝缓冲器过软 c. 接受腔屈曲不足 d. 接受腔对线太靠后
（12）膝关节不稳（knee instability） 义肢侧膝关节承重时有被锁住的倾向	a. 对线错误（重力线在膝关节中心后侧穿过，产生了屈膝力矩） b. 伸髋肌肌力差
（13）摆动末期骤停（terminal swing impact） 义肢侧小腿以可见的方式突然停止	a. 膝摩擦力不足 b. 延伸附件过紧 c. 屈髋过度
（14）腰椎前凸过度（excessive lumbar lordosis） 义肢摆动期，腰椎夸张性向前凸的状态	a. 后沿支持不充分 b. 接受腔屈曲不充分 c. 疼痛 d. 屈髋肌痉挛 e. 伸髋肌或腹肌肌力差

第十三章 粗大运动功能分级系统

一、定义

粗大运动功能分级系统（gross motor function classification system，GMFCS）通过评价脑瘫患儿在日常生活中坐位、体位转移和移动能力，随年龄变化的规律所设计的一套分级系统。它客观地反映出粗大运动功能对日常生活能力的影响。GMFCS 拥有较好的信度和效度，在国际上应用广泛（图 13 - 1）。

二、适用范围

脑瘫儿童运动功能的评定。能够区分不同级别间日常生活能力，2 岁以下的早产儿应该使用矫正年龄，更多地强调能力，而非受限程度。

三、临床意义

GMFCS 是 Palisano 等根据脑瘫患儿运动功能随年龄变化的规律设计的一套分级系统，主要评价患儿在日常环境中的活动能力（表 13 - 1）。

四、使用工具

量表。

五、操作方法

见表 13 - 1、图 13 - 1 和表 13 - 2。

表 13 - 1　粗大运动功能分级系统（GMFCS）

第一级	能够不受限制地行走
第二级	能够不使用辅助器械地行走
第三级	能够使用器械地行走
第四级	自身移动受限，孩子需要被转运或在室外和社区内使用电动器械行走
第五级	使用辅助技术，自身移动仍然严重受限

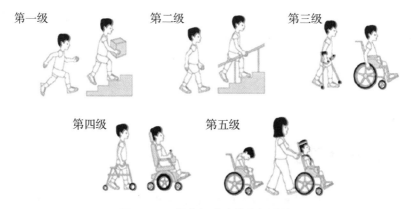

第一级　　第二级　　第三级

第四级　　第五级

图 13 - 1　粗大运动功能分级系统

表 13 - 2　不同级别之间的区别

第一级与第二级之间的区别
与第一级的孩子相比，第二级的孩子在自如完成以下动作的时候受限：动作转换，在户外和社区行走。第二级的孩子在开始行走的时候需要使用辅助设备，他们受到的限制会影响活动的质量以及完成粗大动作技能的能力，如跑、跳等

（续表）

第二级与第三级之间的区别
主要表现在达到某些运动功能的程度不同。第三级的孩子需要辅助运动器械来行走，而且常常需要使用矫形器，而第二级的孩子在 4 岁以后就不需要使用辅助运动器械
第三级与第四级之间的区别
即使允许他们广泛地使用辅助技术，在坐位能力和活动能力方面还是存在着区别。第三级的孩子可以独坐，能够在地上独立移动，并且可以使用辅助运动器械
第四级与第五级之间的区别
第五级的孩子缺乏独立活动的能力，连最基本的抗重力姿势也不能控制。只有在学会如何使用电动轮椅的情况下他们才能够进行自身的移动

第十四章 摄食及吞咽评定

一、定义

吞咽障碍(swallowing disorder，dysphagia)是指将食物经口转移到胃的过程中，由于下颌、双唇、软腭、咽喉、食道括约肌或食道功能受损产生的进食困难(图14-1)。主要包括两类：结构性吞咽障碍和神经源性吞咽障碍。

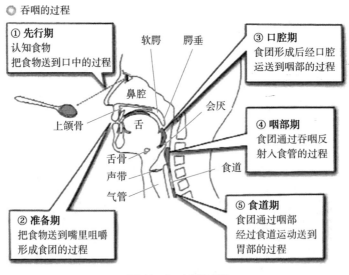

◎ 吞咽的过程

① 先行期
认知食物
把食物送到口中的过程

软腭 腭垂

③ 口腔期
食团形成后经口腔
运送到咽部的过程

鼻腔

会厌

上颌骨 舌

④ 咽部期
食团通过吞咽反
射入食管的过程

舌骨
声带
气管

食道

② 准备期
把食物送到嘴里咀嚼
形成食团的过程

⑤ 食道期
食团通过咽部
经过食道运动送到
胃部的过程

图 14-1 吞咽过程

二、适用范围

临床上最常见的是脑卒中后的吞咽障碍。

三、临床意义

筛查患者有无误吸或误咽的危险因素,诊断吞咽障碍是否存在,鉴别吞咽障碍的病理和生理因素,推荐辅助测试方法。

四、使用工具

评价量表。

1. 摄食-吞咽困难患者吞咽情况的水平

见表 14-1。

表 14-1　摄食-吞咽困难患者吞咽情况的水平

摄食-吞咽有哪些问题	无经口摄食	水平 1:没有进行吞咽训练
		水平 2:进行吞咽训练,但是没有食物
		水平 3:采用极小量的食物进行吞咽训练
	经口摄食+替代营养	水平 4:少于 1 顿饭(有意愿)的吞咽,但仍以替代营养为主
		水平 5:可以经口进行 1~2 顿饭的吞咽,但仍需补充其他的营养
		水平 6:3 餐以经口摄食为主体,配以不足部分的补充营养
	只经口摄食	水平 7:3 餐经口摄食,没有什么代替营养
		水平 8:除了特别难吞咽的食物外,其余 3 餐都经口摄食
		水平 9:3 餐经口摄食,食物无限制

水平 10:没有吞咽困难问题(正常)

2. 参与吞咽动作的器官功能评定

见表 14-2。

表 14 - 2　参与吞咽动作的器官功能评定

器官	形态-运动检查	吞咽功能	脑神经支配
口唇	左右对称 横向运动 嘴唇破裂	摄入食物、咀嚼时口腔 密封，保持口腔内压 上升	面神经
牙齿	乳牙(特别是臼齿) 义齿适应性 有无义齿固定	咀嚼食物	
下颌	开口范围，开闭速度，有无向下的限制	获取、咀嚼、保持食物	三叉神经
颊	肌肉紧绷，左右对称 有无下垂 鼓腮、收缩	保持食物 食块形成 口腔内压的形成	面神经
舌	是否有偏移、震颤，有无挛缩、萎缩 舌上抬，反复用力突出，左右运动舌尖 上抬，反复发"xi"声	保持咀嚼时的食物状态 食块形成 转移食块	舌下神经
软腭	是否有偏移、震颤，有无下垂， 上抬范围、持续时间("啊"发声时)	鼻腔闭锁 咽内压上升	舌咽神经，迷 走神经
咽	引导吞咽	诱导咽喉吞咽	舌咽神经，迷 走神经
喉	有无下垂 舌骨-喉头周围有无肌肉紧张、萎缩等 症状 音质，呼气，持续重复发"啊" 随意咳嗽及其强度 吞咽能力，反复唾液吞咽测试(repetitive saliva swallowing test，RSST)结果 喉头上提范围	保护气道 食管入口部开大	迷走神经

3. 筛选测试

吞咽障碍的评定标准见表 14 - 3。

表 14 - 3　筛选测试

RSST	改良饮水试验(3 mL 水吞咽)	食品测试
测定 30 s 内吞咽次数 →反复 3 次以上为正 常	喝 3 mL 凉水 →对有无吞咽、如何饮水等 进行评价	吃一勺布丁 →对食块的形成、进入咽部等进 行评价

（续表）

RSST	改良饮水试验（3 mL 水吞咽）	食品测试
30 s 内 □0 次（也包括没有通过指示的情况） □1 次 □2 次 □3 次 □4 次 □5 次 □6 次 □7 次以上 □喉头上提较弱	□无吞咽，压迫感和（或）呼吸急促 □有吞咽，有压迫感 □有吞咽，呼吸良好，和（或）声音嘶哑 □有吞咽，呼吸良好，不勉强 □除上述之外，还可以在 30 s 内进行两次吞咽运动	□无吞咽，压迫感和（或）呼吸急促 □有吞咽，有压迫感 □有吞咽，呼吸良好，和（或）声音嘶哑，和（或）口腔中等程度残留 □有吞咽，呼吸良好，不勉强，需吞咽两次 □有吞咽，呼吸良好，不勉强，可以一次吞咽

五、操作方法

摄食-吞咽功能评定：

（1）口腔、唇、齿、软腭和咽部检查：①软腭上抬；②喉部上抬；③咽反射。

（2）床旁目测筛查测试：①RSST；②改良饮水试验（3 mL 水吞咽）；③食品测试；④咳嗽反射试验。

（3）量表法：①摄食-吞咽困难患者吞咽水平评估；②吞咽器官的功能评价（表 14-1、表 14-2）。

六、结果解读

吞咽障碍的评定标准见表 14-4。

表 14-4　吞咽障碍的评定标准

分级		临床表现
1 级	唾液误咽	唾液即引起误咽，应做长期营养管理，吞咽训练困难
2 级	食物误咽	有误咽，改变食物形态没有效果，为保证水、营养摄入应做胃瘘，同时积极进行康复训练
3 级	水的误咽	可发生水的误咽，使用防误咽方法也不能控制，但改变食物形态有一定效果，故需选择食物，为保证水分摄入可采取经口、经管并用的方法，必要时采用胃瘘，应接受康复训练

（续表）

分级	临床表现
4级　机会误咽	用一般的摄食方法可发生误咽，但采用口量调整、姿势效果、吞咽代偿（防止误咽的方法）等可达到防止水误咽的水平，需要就医和吞咽训练

七、注意事项

（1）评估前用具的准备：压舌板、棉签、矿泉水、注射器等是否齐全。

（2）评估受试者意识状态和能否抬高头部。

（3）受试者和评估人员姿势是否正确。

第十五章 日常生活能力评定

一、定义

日常生活活动（activity of daily living，ADL）是指个人为了满足日常生活需求每天所进行的必要活动，分为基础性日常生活活动（basic activity of daily living，BADL）或躯体性日常生活活动（physical activity of daily living，PADL）和工具性日常生活活动（instrumental activity of daily living，IADL）。

二、适用范围

了解有无日常生活活动能力障碍，为制订治疗计划提供依据。

三、临床意义

通过对 ADL 进行评估，可以为轻度认知功能障碍和痴呆诊断提供依据，通过日常生活活动独立程度，我们可以确定哪些日常生活活动需要帮助及需要帮助的程度。另外，也可以为制订康复目标和康复治疗方案以及观察疗效提供依据，对于环境改造也能提供一定参考。

四、使用工具

1. 功能独立性量表（functional independence measure，FIM）和评分标准

FIM 如表 15－1 所示，评分标准如表 15－2 所示。

表 15－1　功能独立性量表（FIM）

		评估项目	分数	评估内容
运动功能	自理能力	进食		咀嚼，吞咽，包含吃饭动作
		修饰		刷牙，洗头，洗手，洗脸
		洗澡		泡澡，冲澡，从脖子往下洗等等
		穿上衣		腰部以上更衣和假肢装饰物的安装
		穿裤子		腰部以下更衣和假肢装饰物的安装
		上厕所		衣服穿脱，便后清洁，生理用品的使用
	括约肌控制	排尿管理		管理排尿，使用药物
		排便管理		管理排便，使用药物
	转移	床、椅子、轮椅间		包括移动、站立动作
		入厕		移动到马桶上
		盆浴或淋浴		浴池、淋浴室间移动
	移动	步行		在室内步行
		轮椅		在室内使用轮椅
		主要移动方式	□步行 □轮椅	
		上下楼梯		12～14 层的台阶
认知功能	沟通交流	理解		听觉和视觉的沟通
		表达		言语或非言语的表现
	社会认知	社会交往		适应与其他患者交流社会状况
		解决问题		解决日常生活中的问题，及其决断能力
		记忆		日常生活中必要信息的存储
	总分			

表 15‐2　功能独立性量表（FIM）的评分标准

运动功能			
功能水平	看护人员	监护	评分标准
7分,完全独立	不要	不要	活动中不需要帮助,所有活动能规范、安全地在合理时间内完成,不需要辅助设备
6分,有条件的独立	不要	不要	花费一定的时间,需要辅助设备
5分,监护和准备	必要	不要	监护,提示,劝告
4分,少量帮助	必要	必要	75%以上自己做
3分,中等程度帮助	必要	必要	50%~75%自己做
2分,大量的帮助	必要	必要	25%~50%自己做
1分,完全依赖	必要	必要	自己能做的不满25%
社会认知			
功能水平	看护人员	监护	评分标准
7分,完全独立	不要	不要	活动中不需要帮助,所有活动能规范、安全地在合理时间内完成,不需要辅助设备。
6分,有条件的独立	不要	不要	花费一定的时间,需要辅助设备
5分,监护和准备	必要	不要	监护,提示,劝告
	必要	必要	超过90%自己做
4分,最少帮助	必要	必要	75%以上,不到90%自己做
3分,有条件的依赖	必要	必要	50%~75%自己做
2分,完全依赖	必要	必要	25%~50%自己做
1分,完全依赖	必要	必要	自己能做的不满25%

注：FIM 的最高分为126分(运动功能评分91分,认知功能评分35分),最低分18分。126分为完全独立;108~125分为基本独立;90~107分为有条件的独立或者极轻度依赖;72~89分为轻度依赖;54~71分为中度依赖;36~53分为重度依赖;19~35分为极重度依赖;18分为完全依赖。

2. 巴塞尔指数

巴塞尔指数是一种评定基础性日常生活活动能力的工具(表 15‐3)。

表 15-3 巴塞尔指数

吃饭	10	自理,可安装自助工具,并在标准时间内吃完
	5	需部分帮助(切开,切碎等)
	0	完全依赖他人
从轮椅到床的转移	15	自理,包括刹车、脚垫的操作,也包括步行自立
	10	需要对床和轮椅之间的宽度进行部分协调或监护
	5	可以坐,但几乎完全依赖他人
	0	完全依赖他人或不可能
修饰	5	自理(洗脸、洗头、刷牙、刮胡子)
	0	部分需要帮助或完全依赖他人
如厕	10	自理,包括穿脱衣服、便后清洁。如果使用便盆,可自行清洗便盆
	5	部分帮助,支撑身体、穿脱衣服、便后清洁需要帮助
	0	完全依赖他人或不可能
洗澡	5	自理
	0	完全依赖他人或不可能
步行	15	45 m 以上步行,可使用辅助用具(轮椅、步行器除外)
	10	45 m 以上辅助步行,包括步行器的使用
	5	无法步行的情况下,坐轮椅可以移动 45 m 以上
	0	除上述以外的情况
上下楼梯	10	自理,可以使用扶手
	5	需要帮助或监护
	0	不能
穿衣服	10	自理,包括穿鞋、拉拉链和辅具穿脱
	5	部分帮助,在标准时间内,可以自行完成一半以上动作
	0	除上述以外的情况
排便管理	10	无失禁,不需要灌肠和坐药
	5	偶尔失禁,需一定的灌肠和坐药
	0	除上述以外的情况
排尿管理	10	无失禁,可以使用采尿器
	5	偶尔失禁,需帮助处理采尿器
	0	除上述以外的情况

五、操作方法

自述，家属/看护报告，直接观察。

六、结果解读

（1）FIM 量表：每项得分 1～7（完全独立 7 分，有条件的独立 6 分，监护和准备 5 分，少量帮助 4 分，中等程度帮助 3 分，大量帮助 2 分，完全帮助 1 分），运动 FIM 总分为 91 分，认知 FIM 总分为 35 分（表 15 - 1、表 15 - 2）。

（2）巴塞尔指数：总分 100 分，91～99 分为极小依赖，75～90 分为轻度依赖，50～74 为中度依赖，25～49 为重度依赖，0～24 为完全依赖（表 15 - 3）。

七、注意事项

评估人员需熟悉评定量表的评定标准，在实际或接近于实际环境中评定，有利于得出正确的判断结果。

第十六章　主要疾病的相关基础知识

一、脑血管疾病

1. 定义

脑血管疾病（cerebrovascular disease，CVD），又称脑血管意外（cerebrovascular accident，CVA），是指由于各种病因，特别是在高血压、动脉硬化的基础上，突然产生的急性脑血液循环障碍，临床最常出现头痛、头晕、意识障碍等全脑症状和偏瘫、失语等局灶性症状。

2. 适用范围

头痛、头晕、意识障碍等全脑症状和偏瘫、失语等局灶性症状的患者需进行检查。

3. 临床意义

CVD患者不仅自身遭受痛苦，也给家庭和社会增加经济负担。因此提高治疗水平与预防水平、降低发病率和病死率有着重大的意义。

4. 使用工具

1）锥体系和锥体外系功能障碍的鉴别

见表 16－1。

表 16－1　锥体系和锥体外系功能障碍的鉴别

	锥体系功能障碍	锥体外系功能障碍
肌肉紧张、亢进特征分布	痉挛（spasticity） 折刀现象 上肢屈肌张力增高,下肢伸肌张力增高	强直（rigidity） 铅管样强直 齿轮现象 四肢、躯干的肌肉张力均增高
不自主运动	（－）	（＋）
腱反射	亢进	正常或轻度亢进
巴宾斯基征	（＋）	（－）
运动麻痹	（＋）	（－）或轻度（＋）

2）脑梗死的临床分类

见表 16－2。

表 16－2　脑梗死的临床分类

	腔隙性脑梗死	血栓性脑梗死	心源性脑梗死
发病形态	安静状态下发病多	安静状态下发病多	突然发病
神经症状的表现	神经症状的进展在数日以内发展,阶段性地恶化	神经症状的进展在数日以内发展,阶段性地恶化	几分钟之内完成（突然完成）
伴随的神经症状	没有意识障碍和皮质症状（高级脑功能障碍等）	轻度意识障碍,有时伴有皮质症状（高级脑功能障碍等）	伴有意识障碍,多伴有皮质症状（高级脑功能障碍等）
基础疾病	存在高血压和糖尿病	伴有动脉粥样硬化的基础疾病（高血压、糖尿病、脂质代谢异常等）	存在栓塞源的心脏病（心房颤动等心律失常、瓣膜疾病、心肌梗死等）
影像所见	基底核和深部白质中直径不足 15 mm 的梗死灶	局限于边界区域梗死灶、皮质下的梗死灶	与动脉支配区域一致的梗死灶、多发性脑梗死、出血性脑梗死
血管病变	主要血管无狭窄性病变	颈内动脉和大脑中动脉的狭窄和闭塞	闭塞动脉再通,动脉硬化少见

3）不同出血部位产生的主要神经症状

见表 16-3。

表 16-3　不同出血部位产生的主要神经症状

部位	主要的神经症状
大脑出血（80%）	（1）壳核出血（40%） ① 局限于壳体的小出血（血肿），没有症状 ② 在内囊发生大出血（血肿），出现偏瘫 ③ 在大出血（血肿）中，出现颅内压亢进引起的头痛、呕吐，以及意识障碍、偏盲等症状，重症病例出现脑疝（瞳孔不等大，重度意识障碍、去大脑僵直、呼吸障碍等） （2）丘脑出血（30%） ① 局限于丘脑的出血，引起手脚麻木 ② 内囊出血出现偏瘫 ③ 穿破脑室引起脑积水，颅内压亢进 ④ 大的血肿可引起颅内压亢进，产生意识障碍；脑疝引起眼球偏视等 （3）大脑皮质下出血（10%） ① 任一大脑半球出血，均会引起一侧的运动麻痹、感觉障碍、视野缺损、痉挛发作等 ② 左侧（优势）大脑半球出血，会引起失语症和格斯特曼综合征等 ③ 右侧（非优势）大脑半球出血，引起假性球麻痹、痴呆等 ④ 血肿过大，会引起颅内压亢进、意识障碍 ⑤ 一般轻症病例较多
脑桥（脑干）出血（10%）	会引起突然昏迷、四肢麻木、缩瞳、心动过速、呼吸障碍甚至引起高烧
小脑出血（10%）	（1）血肿小的时候，会产生头痛、头晕、恶心、呕吐 （2）血肿大的时候，存在起立障碍、小脑性共济失调等 （3）引起颅内压亢进；血肿压迫脑干，出现脑干症状

5. 操作方法

具体见锥体系和锥体外系功能障碍的鉴别（表 16-1）、脑梗死的临床分类（表 16-2）、出血部位和主要神经症状（表 16-3）。

6. 结果解读

具体见锥体系和锥体外系功能障碍的鉴别（表 16-1）、脑梗死的临床分类（表 16-2）、出血部位和主要神经症状（表 16-3）。

7. 注意事项

（1）建议患者不看场面紧张的电视或电影,日常保持情绪平稳,避免血压升高诱发脑梗死。

（2）建议患者购买家用血压计,日常进行血压测量,以便掌握自己的血压情况。

（3）早睡早起,避免熬夜,禁食辛辣刺激、不易消化的食物,避免受凉。

（4）家庭宣教。

二、帕金森病

1. 定义

帕金森病(Parkinson disease,PD),又名震颤麻痹,是发生在中老年人锥体外系的进行性神经系统疾病。主要病变部位是中脑黑质,尤其是致密部位多巴胺能神经元变性。

2. 适用范围

所有帕金森病患者。

3. 临床意义

Hoehn-Yahr 分级可以对帕金森病患者的病情和治疗效果做出客观评价,也可用于手术指征的参考,在临床中有较高的使用价值(表 16－4)。

4. 使用工具

1) Hoehn-Yahr 分级
见表 16－4。

表 16－4　Hoehn-Yahr 分级

Ⅰ级	单向性,身体单侧的震颤、强直
Ⅱ级	双侧肢体症状,姿势变化相当明显,出现震颤、强直。由于双侧症状,日常生活稍微不方便,但是不需要帮助

Ⅲ级	有明显的步行障碍,不能进行姿势反应,日常生活障碍也相当严重,突进现象也显而易见。需要部分帮助
Ⅳ级	起居动作、排便等日常生活活动受限,但仍可独自行走和站立
Ⅴ级	完全残疾状态,双眼凝视,身体强直,坐轮椅或卧床不起。完全需要帮助

2）帕金森病四大症状（图 16‑1）

（1）震颤:安静时震颤(4～6 Hz),搓丸样动作。

（2）运动迟缓:运动开始延迟,呆板样貌,写字过小,运动神经损害。

（3）挛缩:锥体外系疾病,腕管挛缩,滑车挛缩,轴向旋转障碍。

（4）步态姿势障碍:前倾姿势,雕像现象,匆忙现象。

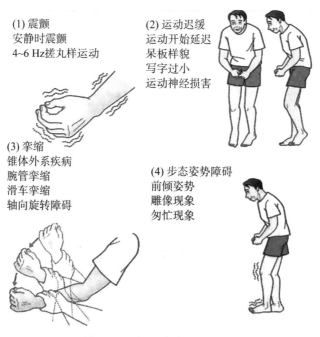

(1) 震颤
安静时震颤
4~6 Hz搓丸样运动

(2) 运动迟缓
运动开始延迟
呆板样貌
写字过小
运动神经损害

(3) 挛缩
锥体外系疾病
腕管挛缩
滑车挛缩
轴向旋转障碍

(4) 步态姿势障碍
前倾姿势
雕像现象
匆忙现象

图 16‑1　帕金森病四大症状

5. 操作方法

运动障碍评估:Hoehn‑Yahr 分级。

6. 结果解读

分级越高,疾病越严重。

Ⅰ～Ⅱ级:帕金森病早期,以药物治疗为主。若是药物无法控制的震颤,Ⅰ级也可以考虑手术治疗。

Ⅲ级:帕金森病中期,以药物治疗为主。若同时伴有药物引起的运动并发症,考虑手术治疗。

Ⅳ～Ⅴ级:帕金森病晚期。Ⅴ级时手术时机过晚,药物和手术的治疗效果差,此时要加强护理,预防食物误吸、呛咳、压疮等并发症。

7. 注意事项

(1) 在日常生活中家属多陪伴,行走过程中使用拐杖支撑,避免摔伤;

(2) 尽量吃粗纤维食物,多吃水果和蔬菜,预防便秘;

(3) 建议患者进行适当的体育锻炼,可以起到缓解病情的作用。

(4) 家庭宣教。

三、脊髓损伤

1. 定义

脊髓损伤(spinal cord injury,SCI)是因各种致病因素导致的脊髓横贯性损害,引起支配水平以下的四肢躯干瘫痪,合并膀胱、直肠等功能障碍。

2. 适用范围

脊髓损伤患者。

3. 临床意义

脊髓损伤是脊柱损伤最严重的并发症,有严重的后果。对患者目前损伤程度进行系统评估,有助于患者的治疗和预后。

4. 使用工具

1）Zancolli 颈髓损伤瘫痪上肢功能分类

见表 16-5。

表 16-5　Zancolli 颈髓损伤瘫痪上肢功能分类

组别	功能调节级别	残余运动机能	分类	
（1）肘屈曲可能群	$C_5 \sim C_6$	肱二头肌	无肱桡肌	C5A
			有肱桡肌	C5B
（2）腕关节伸展可能群	$C_6 \sim C_7$	桡侧腕长伸肌、桡侧腕短伸肌	A. 腕关节背屈力弱	C6A
			B. 腕关节背屈力强	
			Ⅰ. 无旋前圆肌、桡侧腕屈肌、肱三头肌	C6B Ⅰ
			Ⅱ. 有旋前圆肌，无桡侧腕屈肌、肱三头肌	C6B Ⅱ
			Ⅲ. 有旋前圆肌、桡侧腕屈肌、肱三头肌	C6B Ⅲ
（3）手指伸展可能群	$C_7 \sim C_8$	指总伸肌小指伸肌尺侧腕伸肌	A. 尺侧手指完全伸展可能	C7A
			B. 所有手指伸展可能，拇指的伸展弱	C7B
（4）手指屈曲可能群	$C_8 \sim T_1$	示指伸肌拇长伸肌深指屈肌尺侧腕屈肌	A. 尺侧手指完全弯曲可能	C8A
			B. 全指屈曲可能	
			Ⅰ. 无指浅屈肌	C8B Ⅰ
			Ⅱ. 有指浅屈肌	C8B Ⅱ

2）Frankel 分级

Frankel 根据脊髓损伤患者损伤平面以下感觉和运动存留情况，将脊髓损伤的程度分为 5 个级别（表 16-6）。

表 16-6　Frankel 分级

分级	描　　述
A	损伤水平以下的运动、感觉功能完全丧失
B	低于损伤水平的运动功能完全麻痹，感觉功能在一定程度上残存

（续表）

分级	描　　述
C	低于损伤水平的运动功能仅存少许,但没有实用性
D	残存着低于损伤水平的实用性运动功能,可扶拐行走
E	运动、感觉及括约肌功能良好,但可能存在病理反射亢进

3）颈椎脊髓损伤 JOA 评分

JOA 评分,即日本骨科学会评分（Japanese Orthopaedic Association Scores）,1975 年由日本学者首次提出,从运动、感觉及膀胱功能障碍共 3 个方面进行评分,最高分总计 17 分为正常,也称 17 分法,这一标准较为合理、实用。分数越低,提示功能障碍越明显（表 16 - 7）。

表 16 - 7　颈椎脊髓损伤 JOA 评分

	上肢运动功能	下肢运动功能	上肢感觉	下肢感觉	躯干感觉	膀胱功能
0	不能执勺进餐	不能行走	明显感觉障碍	明显感觉障碍	明显感觉障碍	尿潴留
1	能执勺,不能执筷	平地行走需依靠支持物	轻度感觉障碍	轻度感觉障碍	轻度感觉障碍	高度排尿困难
2	能执筷,但不灵活	上楼需依靠支持物	正常	正常	正常	轻度排尿困难
3	能执筷及干家务,但笨拙	不需支持物,但不灵活				正常
4	正常	正常				
得分						

5. 注意事项

（1）患者需要绝对卧床休息,注意翻身姿势,避免脊柱再度扭伤。

（2）每 2～3 小时翻身一次,注意察看受压部位,以防压疮。

（3）颈段脊髓损伤患者易发生肺炎,应注意变换体位,鼓励患者主动咳痰,以防呼吸道感染。

（4）家庭宣教。

四、风湿性关节炎

1. 定义

风湿性关节炎(rheumatic arthritis)是一种常见的急性或慢性结缔组织炎症。通常所说的风湿性关节炎是风湿热的主要表现之一,临床以关节和肌肉游走性酸楚、红肿、疼痛为特征。

2. 适用范围

风湿性关节炎患者。

3. 临床意义

缓解关节症状,控制病情发展,提高患者的生活质量。

4. 使用工具

1) 肩手综合征的分类

见表16-8。

表16-8　肩手综合征的分类

Ⅰ级	身体功能完整,没有不方便,普通工作均可胜任
Ⅱ级	动作时,有一处或以上的关节有痛苦或运动限制,普通活动和功能尚能完成
Ⅲ级	仅能完成很少的普通工作或自己周围的事情,或者几乎不可能完成
Ⅳ级	卧床不起或只能坐在轮椅上

2) 肩手综合征的分期

见表16-9。

表16-9　肩手综合征的分期

Ⅰ期 (初期)	① X线片上没有骨破坏像 ② 骨质疏松症可以作为 X 线片上的观察结果
Ⅱ期 (中期)	① X线片上伴有轻度软骨下骨破坏,或伴发骨质疏松症,可有轻度的软骨破坏 ② 关节运动可以被限制,但没有关节变形 ③ 关节周围有肌肉萎缩 ④ 可能存在结节及腱鞘炎等关节外软组织病变

（续表）

Ⅲ期 （高度进行期）	① X线片显示骨质疏松症,软骨及骨质破坏 ② 腕部尺偏位,或关节过度伸展、变形,不伴有纤维性或骨性强直 ③ 关节周围有肌肉萎缩 ④ 可能存在结节及腱鞘炎等关节外软组织病变
Ⅳ期 （末期）	① 有纤维性或骨性强直 ② 除此以外都满足Ⅲ期的标准

5. 操作方法

（1）运动障碍评估：肩手综合征的分类(表 16-8)。

（2）影像学评估：肩手综合征的分期(表 16-9)。

6. 注意事项

（1）禁食辛辣、生冷,减少食用含大量水分的水果以及蔬菜,避免病情直接发作。

（2）多晒太阳,进行补钙,避免淋雨,注意保暖。

（3）疼痛严重时可进行局部热敷。

（4）家庭宣教。

五、肩关节疾病康复评定标准

1. 定义

肩关节由肩胛骨、锁骨、肱骨、韧带、关节囊及肌肉群相互连接而成。因慢性劳损积累、湿邪、挫伤等原因,导致肩周处的疼痛及功能障碍。临床常见的肩关节疾病多为肩周炎（scapulohumeral periarthritis）、肩袖撕裂（rotator cuff tear，RCT）、肩峰下滑囊炎（subacromial bursitis）等慢性疾病,可使用 JOA 评分进行评估。

2. 适用范围

长期积累劳损、无菌炎症等原因导致的慢性肩关节疾病患者。

3. 临床意义

经评估,可对患者目前功能障碍、疼痛程度等情况进行详细的了解。

4. 使用工具

肩关节疾病 JOA 评分见表 6 - 10。

表 16 - 10　肩关节疾病 JOA 评分

Ⅰ. 疼痛(30 分)	
无痛	30
压痛,或仅在运动、重体力劳动时出现疼痛	25
日常生活中轻微的疼痛	20 15
中等程度、可以忍受的疼痛(有时夜间疼痛)	10
高度疼痛(活动受限,经常出现夜间痛)	5
因为疼痛而完全不能活动	0

Ⅱ. 功能(20 分)

综合功能(10 分)

外展肌力强度(5 分)	正常	5	耐力(5 分) 在肘伸展内旋位, 举起 1 kg 哑铃保 持水平的时间		
	优	4		10 s 以上	5
	良	3		3 s 以上	3
	可	2		2 s 以上	1
	差	1		不可	0
	零	0			

日常生活动作(10 分)

梳头	1	手摸到对侧眼	1
系带子	1	会拉门	1
手摸嘴	1	能取头上架子的东西	1
患侧位躺在床上	1	能大小便	1
把上衣侧面口袋的东西拿下来	1	穿上衣	1

如果有其他不能做的动作,各扣一分

1.	2.	3.

（续表）

Ⅲ. 可动域（主动运动）（30 分）坐位实施					
a. 上举（15 分）		b. 外旋（9 分）		c. 内旋（6 分）	
150°以上	15	60°以上	9	T$_{12}$以上	6
120°以上	12	30°以上	6	L$_5$以上	4
90°以上	9	0°以上	3	臀部	2
60°以上	6	−20°以上	1	其余以下	0
30°以上	3	−20°以上	0		
0°以上	0				

Ⅳ. X 线片观察结果评价（5 分）	
正常	5
中度变化或半脱位	3
高度变化或脱位	1

Ⅴ. 关节稳定性（15 分）	
正常	15
轻度不稳定，或有要脱臼的不稳定感	10
重度不稳定，或既往半脱位状态	5
既往史有脱臼史	0

5. 操作方法

使用 JOA 评分进行肩关节疾病康复评定（表 16 - 10）。

6. 结果解读

优为 90～100 分，良好为 80～89 分，一般为 70～79 分，较差为 60～69 分，最差为＜60 分。

7. 注意事项

（1）多进行手部活动，减少肩手综合征的发生。

（2）避免肩关节受凉，导致病情加重。

（3）在训练时注意循序渐进，不可操之过急，以免造成更大损伤。

（4）家庭宣教。

六、膝骨关节炎康复评定标准

1. 定义

膝骨关节炎(knee osteoarthritis)多发于中老年人群,是指覆盖于关节骨骼表面的厚度为3~4 mm的关节软骨被磨损变薄,其内侧的骨骼直接相互摩擦所引起的炎症,从而产生疼痛、酸胀和积液等症状的疾病。

2. 适用范围

所有膝骨关节炎患者。

3. 临床意义

可作为膝骨关节炎患者治疗手段选择的参考标准。

4. 使用工具

膝关节疾病JOA评分见表6-11。

表16-11 膝关节疾病JOA评分

指 标		左	右
疼痛、步行	1 km以上步行通常不会疼痛,但有时做某些动作时可以有疼痛	30	30
	可以步行1 km以上,有疼痛	25	25
	500 m以上、1 km以下可步行,有疼痛	20	20
	100 m以上、500 m以下可步行,有疼痛	15	15
	不能步行	10	10
	不能站立	0	0
疼痛、上下楼梯	上下自由,无疼痛	25	25
	上下有疼痛,使用扶手无疼痛	20	20
	使用扶手有疼痛,一步一步地走无疼痛	15	15
	一步一步地走有疼痛,使用扶手、一步一步地走无疼痛	10	10
	使用扶手一步一步地走有疼痛	5	5
	不能行走	0	0

（续表）

指 标		左	右
屈曲角度及强直、高度挛缩	能达到正常坐姿的活动度	35	35
	能达到侧身座、盘腿坐的活动度	30	30
	能屈曲 110°以上	25	25
	能屈曲 75°以上	20	20
	能屈曲 35°以上	10	10
	不足 35°的屈曲强直,高度挛缩	0	0
肿胀	无水肿、肿胀	10	10
	有时需要穿刺	5	5
	需要频繁的穿刺	0	0
总计			

5. 操作方法

使用 JOA 评分进行膝骨关节炎康复评定（表 16 - 11）。

6. 膝骨关节炎的评分标准

见表 16 - 12。

7. 注意事项

（1）少吃冰饮,不要长时间吹空调和风扇,必要时可以佩戴护膝,注意保暖。
（2）保持合适的体重,防止肥胖增加膝关节负担。
（3）日常生活中注意避免剧烈运动,减少对膝盖的损伤。
（4）家庭宣教。

七、股骨颈骨折的分类

1. 定义

股骨颈骨折（famoral neck fracture）指股骨头以下至股骨颈基底部之间的骨折,各个年龄段均可见,以中老年患者发病率最高。临床上常有患侧大转子升高、功能障碍、肿胀、疼痛等表现。

表 16-12　膝骨关节炎的评分标准

疼痛	分数	可动范围				步行能力	分数	日常动作		容易	困难	不能
		屈曲	分数	外展	分数			分数	日常动作			
长途行走之后伴有局部疲劳感或沉重感,但不产生疼痛	40	90°以上	12	30°以上	8	正常或几乎正常,长途行走可轻微地跛行	20	20	跪坐	2	1	0
轻度 不定期地发生摩擦 注①:虽然不定期发生的,疼痛程度很剧烈,每年发生12次的话,作为轻度处理 注②:走路伴有局部"痛苦的感觉"	30	60°以上	9	20°以上	6	轻微地跛行(可行走约30 min,2 km) 注①:不需要拐杖 注②:日常的室外活动几乎没有障碍	15	15	蹲下	2	1	0
中度 (步行时疼痛,短时间的休息后消退)	20	30°以上	6	10°以上	4	明显地跛行(步行10~15 min,或者约500 m) 注:使用1根手杖的话,步行就变得容易了,即使没有拐杖,也可以一边休息一边走路	10	10	脱袜子 注:不管肢体位置	2	1	0
									剪脚趾甲 注:不同肢体位置	2	1	0
重度 (步行时有强烈的疼痛,有时的歇息后也没有好转)	10	29°以下	3	9°以下	2	可以室内活动,但室外活动困难 注:在室外需要2根拐杖	2	5	起立 注:从地板上站起来	2	1	0
									患侧肢的单脚起立 注:持续约5 s	2	1	0

（续表）

疼痛	分数	可动范围				步行能力	分数	日常动作	容易	困难	不能
		屈曲	分数	外展	分数						
剧烈的疼痛	0	固定角度 屈曲 外展		采取不良肢位，或者即使是良肢位也几乎没有可动性（10°以下）	0	几乎不能步行	0	上楼梯 注：需要扶手时为困难	2	1	0
								下楼梯 注：需要扶手时为困难	2	1	0

119

2. 适用范围

所有股骨颈骨折患者。

3. 临床意义

对患者骨折严重程度度做出详细评定,并有一定临床指导意义。

4. 使用工具

股骨颈骨折 Garden 分型:

Ⅰ型:不完全骨折(图 16 - 2)。

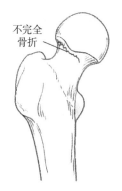

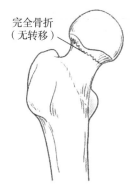

图 16 - 2　Garden 分型Ⅰ型　　　图 16 - 3　Garden 分型Ⅱ型

Ⅱ型:完全骨折,但没有发生移位(图 16 - 3)。

Ⅲ型:部分错位的完全骨折(图 16 - 4)。

Ⅳ型:完全错位的完全骨折,两骨片完全断裂(图 16 - 5)。

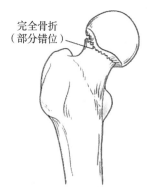

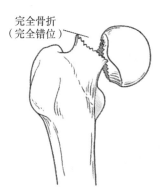

图 16 - 4　Garden 分型Ⅲ型　　　图 16 - 5　Garden 分型Ⅳ型

5. 操作方法

采用 Garden 分型进行影像学评估。

6. 结果解读

（1）Ⅰ型：骨折没有通过整个股骨颈,股骨颈有部分骨质连接,骨折无移位,近折端保持一定血运,容易愈合。

（2）Ⅱ型：股骨颈完全断裂,对位良好。有可能愈合,但可能发生股骨头坏死变形。

（3）Ⅲ型：股骨颈完全骨折,有部分移位,多为远折端向上移位或远折端的下角嵌插在近折端的断面内,形成股骨头向内旋转移位,颈干角变小。

（4）Ⅳ型：股骨颈骨折完全移位,两侧的骨折端完全分离,近折端可以产生旋转,远折端多向后上移位,关节囊及滑膜有严重损伤,经关节囊和滑膜供给股骨头的血管也容易损伤,造成股骨头缺血坏死。

7. 注意事项

（1）保持患肢外展中立位,不侧卧,不盘腿,不负重,以免影响骨折愈合。

（2）预防血栓形成,在床上增加非骨折关节及肢体的活动,促进血液循环。

（3）家庭宣教,由家人帮助按摩局部,增加肌肉的局部收缩运动。

（4）鼓励患者积极进行功能锻炼,注意保护关节功能,避免关节受到反复的冲击力或扭力。

第十七章　临床护理分级

一、康复辅助技术的定义

康复辅助技术（rehabilitation assistive technology），是用来有效防止、补偿、替代、减轻因伤病造成的功能减退丧失的医疗产品、器械、设备或技术系统的总称。

二、适用范围

偏瘫、截瘫、脑瘫、截肢等肢体残疾人，存在肢体功能障碍的老年人和慢性病患者及骨折恢复期的患者。

三、临床意义

解决功能障碍患者日常生活、工作、娱乐和生活中自理的问题，能够给他们提供多种的选择，增加他们的参与性，使他们有更多的控制力或耐受力。

四、使用工具

辅助器具的分类(表 17 - 1)。

表 17 - 1　辅助器具的分类

辅助器具的分类
特殊的寝具
特殊寝具的附属品
防压疮的辅具
体位变换器
轮椅
轮椅附属品
助行器
移动吊椅(吊具部分除外)
斜坡
拐杖
扶手
认知障碍老人跌倒预警
需要购买的器具
坐便器
特殊尿器
洗浴辅助用具
简易浴槽
移动吊椅的吊具部分

五、操作方法

根据具体的辅具说明使用相应辅具。

助行器使用需要考虑助行器的类型和助行器的尺寸。手杖的长度,患者穿上鞋或下肢支具站立,肘关节曲 25°～30°,腕关节背伸,足小趾前外侧

15 cm处至背伸掌面的距离即为手杖的长度。

腋杖的长度：将身长减去41 cm即为腋杖的长度,站立时大转子的高度即为把手的位置。步行器的高度,身体直立,以肘关节屈曲30°的状态下持步行器的高度与大转子保持水平位置。

六、注意事项

辅具的配置过程中需注意个体的差异性。

第十八章　临床风险管理

一、运动禁忌证

1. 定义

运动禁忌证（contraindication for exercise）是指不宜进行运动疗法的疾病或生理状态，可能源于各种各样的原因和限制。

2. 适用范围

适用于一般运动疗法的风险管理。

3. 临床意义

通过了解运动疗法风险和运动禁忌证，达到风险管理和控制的目的。

4. 使用工具

测量问卷。

1) 安德森运动疗法风险管理标准(表 18 – 1)

表 18 - 1　安德森运动疗法风险管理标准

什么时候最好不要运动

(1) 安静时脉搏：超过 120 次/min

(2) 舒张期血压：120 mmHg 以上

(3) 收缩期血压：200 mmHg 以上

(4) 劳力性心绞痛

(5) 新发心肌梗死：一个月以内

(6) 有明确证据表明存在充血性心力衰竭

(7) 心房颤动以外显著的心律不齐

(8) 运动前心悸、气喘

何时需中途停止运动

(1) 中等呼吸困难、头晕和恶心、心绞痛的情况下

(2) 脉搏数：超过 140 次/min

(3) 每分钟超过 10 次期前收缩，或快速性心律失常(心房颤动、室上性或室性心动过速等)，或心动过缓

(4) 当收缩压升高 40 mmHg 以上或舒张压升高 20 mmHg 以上时

暂停运动并等待恢复

(1) 脉搏数超过运动前的 30%，如果在休息 2 min 后没有恢复到 10% 或更低，则停止训练或进行非常简单的劳动

(2) 脉搏数：超过 120 次/min

(3) 每分钟出现 10 个或更少的期前收缩

(4) 轻微的心悸、喘不过气的情况

2) 安德森运动负荷标准(表 18 – 2)

表 18 - 2　安德森运动负荷标准

安静时脉搏数在 100 次/min 以上时不进行训练

如果在训练中感到头晕、胸闷、精神恍惚、胸部疼痛或发绀，就要停止训练

训练中脉搏数超过 140 次/min 或出现心律不齐时中断训练

训练结束后休息 2 min，脉搏数比训练前增加 10 次以上时中断训练

（续表）

徒手抵抗训练,以四肢为对象的情况下,按单肢进行,测定训练中和训练后 2 min 的脉搏,适用上述标准
进行步行训练时,计算步行训练开始后和训练后 2 min 的脉搏
进行两侧同时的四肢训练和躯干训练时,每 10 min 休息一次,休息中及休息后 2 min 测量脉搏
有心律不齐的情况下,脉搏测量要进行 30 s,心尖搏动也要测量

5. 注意事项

观察受试者生命体征和神情,及时处理受试者的不适症状。

二、心肺复苏

1. 定义

心肺复苏(cardiopulmonary resuscitation,CPR)是针对骤停的心脏和呼吸采取的救命技术。目的是为了恢复患者的自主呼吸和自主循环。

2. 适用范围

心跳呼吸骤停。

3. 临床意义

现场抢救是否正确和及时,直接关系到患者的预后,现场抢救的目的是用人工的方法立即重新建立患者的呼吸和循环,恢复全身各器官氧供,同时尽快地使心跳和呼吸恢复。

4. 使用工具

AED,氧气瓶,担架。

5. 心肺复苏流程(图 18-1)

(1)首先要评估现场环境,保证已经脱离危险环境后才能进一步实施救人的步骤。

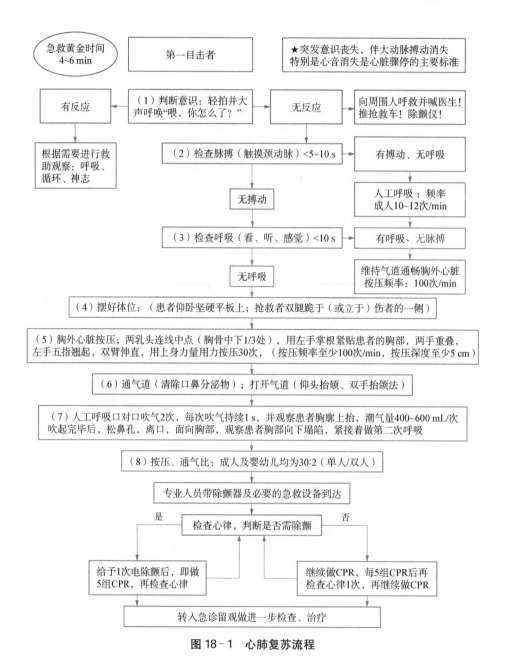

图 18－1　心肺复苏流程

　　(2) 打 120 叫救护车,并大声呼救！询问周围是否有医疗工作者或者经过急救培训的人员;如果现场有多人,就须有人呼救同时有人做急救操作,分工合作。

　　(3) 检查患者的意识、脉搏和呼吸:拍肩膀并大声呼叫患者,观察是否有反应;快速检查颈动脉是否有搏动;对于非专业急救人员,可将耳朵靠近患者鼻孔同时注视其胸部观察是否有呼吸、胸部是否有起伏。只要发现无反应的患者没有自主呼吸就应开始心肺复苏。

(4) 心肺复苏第一步:胸外按压。找到胸骨中下段 1/3,也即是两乳头连线的中点位置,或剑突上两横指。把手掌根部放在两乳头连线中点位置,手掌根部重叠,双手十指交叉相扣,按压深度为至少 5 cm。按压频率控制在 100～120 次/min,放松与按压比例为 1∶1,注意需让胸廓回弹。

(5) 心肺复苏第二步:开放气道。救援者需将患者姿势摆正为仰卧位置,处于患者右侧以方便施救。左手掌根轻压于患者额头,并用右手食指与中指将患者的下巴轻轻抬起。查看患者是否还有呼吸或呼吸是否顺畅。

开放气道是口对口人工呼吸前的必须动作,对于发生心跳呼吸停止、没有意识的患者,其肌肉是松弛的,因此舌根后坠,气道阻塞是非常常见的情况,一定要在人工呼吸前做开放气道动作就是为了避免吹气吹不进去。

(6) 心肺复苏第三步:人工呼吸。人工呼吸前要注意清理口腔(如可见有液体、固体异物、义齿等阻塞无意识患者的气道时,可采用手指清除法)。一般采用托颌法/仰头抬颏法。

人工呼吸时注意捏闭鼻孔、口对全口、自然吸气、适力吹入。每次吹气持续 1s 以上、连续吹气两次、胸廓起伏避免过度通气、不要吹气过多或吹气过猛。

(7) 心肺复苏主要包括胸外按压、开放气道、人工呼吸这三个步骤。

在此过程中,要确保患者仰卧于平地上,同时保证当事人呼吸通畅,每个周期做胸外按压 30 次,人工呼吸 2 次,持续进行 5 个周期后再次判断效果。

给予人工呼吸前,正常吸气即可,无须深吸气;所有人工呼吸(无论是口对口、口对面罩、球囊-面罩或球囊对高级气道)均应该持续吹气 1s 以上,保证有足够量的气体进入并使胸廓起伏;如第一次人工呼吸未能使胸廓起伏,可再次用仰头抬颏法开放气道,给予第二次通气;应避免过度通气,多次吹气或吹入气量过大可能有害。

心脏按压有效指征:①心音及大动脉搏动恢复;②收缩压≥60 mmHg;③肤色转红润;④瞳孔缩小,对光反射恢复;⑤自主呼吸恢复。

5. 注意事项

（1）确保患者仰卧于坚硬平面。

（2）仰头举颏法开放气道时，不要用力按压颌下的软组织，以免阻塞气道。

（3）胸外按压常见错误应该避免：①按压时除掌根部贴在胸骨上，手指也压在胸壁上；②按压定位不准确；③按压用力不垂直；④按压时肘部弯曲；⑤冲击式按压等。

三、压疮

1. 定义

压疮（decubital ulcer），也叫褥疮、压力性溃疡，是由于局部组织长期受压，发生持续缺血、缺氧、营养不良而致组织溃烂坏死。

压疮的好发部位与患者体位密切相关（图 18-2）。

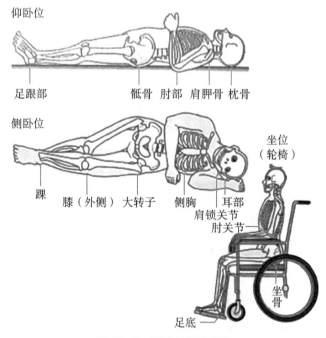

仰卧位

足跟部　　骶骨　肘部　肩胛骨　枕骨

侧卧位

坐位（轮椅）

踝　　膝（外侧）　大转子　　侧胸　　耳部
　　　　　　　　　　　　肩锁关节
　　　　　　　　　　　　肘关节

坐骨

足底

图 18-2　压疮的好发部位

2. 适用范围

长期卧床和行动不便的人群及中、老年人。

3. 临床意义

压疮会带来一系列危害,增加患者痛苦、加重基础病情、延长病程,甚至可以引起败血症而危及生命。

4. 使用工具

压疮评定量表(表18-3)。

表18-3 压疮评定量表

评估内容	结	果		
知觉认知	毫无知觉	严重障碍	轻度障碍	无障碍
湿润	经常潮湿	大多潮湿	有时潮湿	一点也不湿
活动性	卧床	可以坐着	有时可以步行	可以步行
可移动性	完全不能移动	十分受限	稍微受限	自由活动
营养状态	不良	稍微不良	良好	非常良好
摩擦	有问题	潜在的问题	没有问题	

5. 操作方法

(1) 询问病史,具体包括症状出现时间、疼痛程度、卧床时间、是否有过治疗措施等。

(2) 对患者进行体格检查,仔细观察患处皮肤,以确定是否患有压疮及严重程度。

(3) 根据患者的症状、检查结果,判断病因、病情严重程度,判断疾病分期,给予相应治疗。

6. 结果解读

压疮不同时期的临床特点见表18-4。

表 18-4 压疮不同时期的临床特点

I 期压疮（皮肤完整）

局部皮肤完整,肤色较浅的人会出现红斑,肤色较深的人可能难以鉴别;
按压变色部位不会变白;
病变皮肤有疼痛、硬肿或松软;
皮温升高或降低

II 期压疮（皮肤破损,形成溃疡或水疱）

表皮或部分真皮缺损,表现为开放性溃疡,或开放/破损的水疱;
溃疡表面无腐肉及淤伤

III 期压疮（伤口到达皮肤深层）

全层皮肤缺损,可见皮下脂肪,但骨骼、肌腱或肌肉尚未暴露或不可探及;
伤口处有坏死组织或腐肉,可出现窦道

IV 期压疮（深可见骨、肌肉）

全层组织缺损,可见皮下脂肪,骨骼、肌腱或肌肉外露;
伤口基底部某些区域可覆盖腐肉或焦痂;
鼻梁、耳朵等部位没有皮下组织,甚至有可能导致骨髓炎

不可分期压疮（深度未知）

缺损涉及全层组织;
缺损基底部分有腐肉或焦痂所覆盖,无法确定其深度

可疑深度组织损伤期压疮（深度未知）

在完整且褪色的皮肤上出现紫色或栗色,或充血的水疱;
病变处可疼痛、发硬、糜烂、松软、皮温升高或降低;
可迅速暴露深层组织

四、感染

1. 定义

感染（infect）,是指细菌、病毒、真菌、寄生虫等病原体侵入人体所引起的局部组织和全身性炎症反应。按致病菌种类分为:①非特异性感染,又称化脓性感染、一般感染,病原菌多是化脓性细菌,但同一种致病菌可引起各种化脓性感染,而不同致病菌又可引起同一种疾病;②特异性感染,有特异性细菌,如结核杆菌、破伤风杆菌等引起的感染,与非特

异性感染不同,其临床表现、病程变化及治疗原则和方法各具鲜明的特点。

2. 临床意义

使患者免于在医疗护理过程中由于意外而导致的不必要伤害,降低医疗过程中不安全的设计、操作及其行为。

3. 使用工具

感染的种类见表 18-5。

表 18-5　感染的种类

接触感染	这是设施中最常见的感染途径,微生物通过与人、环境和作为感染源的物质接触,是抗甲氧西林金黄色葡萄球菌(methicillin resistant staphylococcus aureus,MRSA)和诺如病毒感染的主要途径
飞沫感染	当咳嗽或打喷嚏时,飞溅物中含有微生物并飞出,并黏附在附近人的鼻子和气道的黏膜上,是感冒、流行性感冒、风疹等的主要感染途径
空气感染	当我们打喷嚏时,喷雾中的微生物会干燥并变成长时间飘浮在空气中的小颗粒,不仅会感染附近的人,也会感染远处的人,是结核病、麻疹、水痘等的主要感染途径

4. 操作方法

手部卫生方法:取下手表后,用自来水和肥皂清洗,冲洗 15 s 或更长时间(图 18-3)。

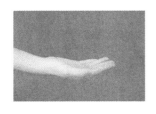

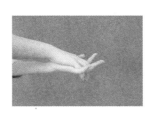

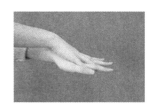

用自来水湿润手部,并用适量的肥皂溶液	使手掌和手掌摩擦,起泡	用一只手的手掌搓另一手的手背(双手)

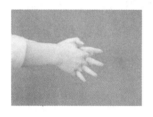

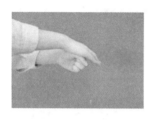

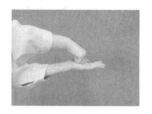

交叉手指,把指缝洗净

用另一只手包住拇指,互相搓揉(双手)

用另一只手掌洗指尖(双手)

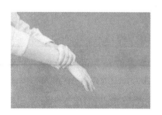

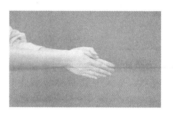

仔细搓揉手腕(双手)

用自来水彻底冲洗(至少15 s),然后用纸巾擦拭

图 18-3　手部卫生

参考文献

［1］葛均波,徐永健,王辰.内科学［M］.9 版.北京：人民卫生出版社,2018.

［2］奥沙利文.物理康复治疗［M］.励建安,毕胜,译.北京：人民卫生出版社,2017.

［3］玉木彰.掌握评定［M］.日本：中山书店,2015.

［4］石田晖.康复科临床手册［M］.日本：药用菌纯板有限公司,2003.

［5］盐田琴美.物理治疗临床袖珍卡片［M］.Medical View,2012.

［6］王玉龙,周菊芝.康复评定技术［M］.3 版.北京：人民卫生出版社,2019.

［7］燕铁斌.物理治疗学［M］.3 版.北京：人民卫生出版社,2018.

［8］贾建平,陈生弟.神经病学［M］.8 版.北京：人民卫生出版社,2018.

［9］张玉梅,宋鲁平.康复评定常见量表［M］.2 版.北京：科学技术文献出版社,2019.